굿바이 당뇨!
당뇨발

굿바이 당뇨!
당뇨발

초판 1쇄 인쇄일 | 2019년 6월 20일 초판 1쇄 발행일 | 2019년 6월 27일

지은이 | 한주석 박사
펴낸이 | 강창용
책임기획 | 신선숙
디 자 인 | 가혜순
책임영업 | 최대현

펴낸곳 | 느낌이있는책
출판등록 | 1998년 5월 16일 제10-1588
주 소 | 경기도 고양시 일산동구 중앙로 1233(현대타운빌) 1210호
전 화 | (代)031-932-7474
팩 스 | 031-932-5962
이메일 | feelbooks@naver.com
포스트 | http://post.naver.com/feelbooksplus
페이스북 | http://www.facebook.com/feelbooksss

ISBN 979-11-6195-092-1 13510

이 도서의 국립중앙도서관 출판예정도서목록(CIP)은 서지정보유통지원시스템 홈페이지(http://seoji.nl.go.kr)와 국가자료종합목록 구축시스템(http://kolis-net.nl.go.kr)에서 이용하실 수 있습니다.
(CIP제어번호 : CIP2019023833)

고통 없이 완벽하게 당뇨합병증과 이별하기

굿바이 당뇨! 당뇨발

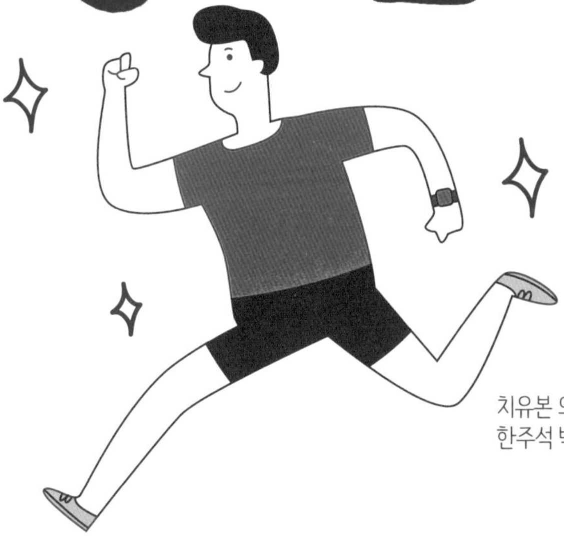

치유본 의성한방병원 병원장
한주석 박사 지음

느낌이있는책

프롤로그

의성 허준 선생의 후예가 되어,
질병 없는 세상을 만들고 싶어!

비가 억수같이 퍼붓던 늦가을 토요일 밤. 저녁 약속에 쫓겨 서둘러 병원 문을 나서는데… 병원 앞길에, 등산복을 입은 어떤 남자가 의식을 잃고 쓰러져 있었지만, 모두들 못 본체 지나치고들 있었다.

하지만 나는 의사로서… 차마 쓰러진 사람을 못 본 척 지나칠 수가 없어. 그 남자를 한의원으로 옮겨놓고 침을 놓아 의식을 회복시킨 후 젖은 옷을 갈아입히고 간단히 요기를 시켜 주었다. 연락을 받고 달려온 그의 아내가 감사하다고 몇 번이나 다시 찾아오겠다고 하고는 돌아갔다. 병원 문을 잠그고 나오면서… 필자는 의성(醫聖) 허준 선생의 모습을 떠올렸다.

허준의 후예가 되겠다는 포부를 안고 한의학에 입문한 것이 엊그제만 같다. 얼마 전 거울 앞에 선 나를 바라보니 어느새 중년의 의사가 되어 있었다. 문득 한의사로 지금까지 걸어온 길이 주마등처럼 눈앞을 스쳐갔다. 허준의 후예를 자처한다면 이 정도는 해야 되지 않을까, 하는 마음을 다시 고쳐먹게 되었고, 한방병원의 이름도 허준 선생님처럼 되겠다는 뜻에서 의성(醫聖) 한방병원으로 바꾸었다.

그동안 숱한 환자들에게 침을 놓고 약을 지어주면서 한의학 에세이라도 한권 내야지 하는 마음이 굴뚝같았지만 워낙 바쁘고 의사로서 정신없이 살다

보니 그럴 여력이 전혀 없었다. 그러던 중, 평화방송의 요청으로, 2005년 여름 3개월 동안 〈한주석 박사의 한의가정주치의〉라는 코너에 출연하였다. 방송을 마치자, 방송 내용이 참 좋으니 책으로 엮자는 제의를 받게 되었고, 또, 한의학에 관한 책을 내고 싶던 차라 선뜻 제의에 응하였으나, 워낙 바쁜 시간을 쪼개서 쓰다 보니, 엮는 데 많은 시간이 소요 되었다.

필자는 이 책에서 당뇨합병증, 특히 당뇨발(궤양)을 주안점으로 삼았는데, 그 이유는 '당뇨대란'이라는 말이 나올 정도로 급격히 늘어난 당뇨 환자 때문이다.

당뇨 환자가 늘면서 당뇨발, 당뇨병 환자가 급격히 증가했고 때문에 다리를 절단하는 사람을 흔하게 볼 수 있게 되었다. 그들의 삶은 고통의 연속이었다. 그리고 생명의 단축이라는 문제가 대두되기에 미력하나마 이 책을 통해 다리를 절단하지 않고 치료할 수 있는 방법을 세상에 널리 알리고 싶었다. 또한 '당뇨'하면 혈당기와 인슐린을 떠올리는 양의학적 인식에 경종을 울리고 싶은 것도 한 이유가 되었다.

흔히 당뇨는 당연히 양의로 치료하는 것으로 알고 있다. 하지만 필자는 이 책을 통해 한의 치료로도 얼마든지 당뇨를 극복하고 치료할 수 있다는 것을 독자에게 알리고 싶었다.

한의학은 우리 조상들이 삶의 지혜에서 빚어낸 보석 같은 산물이다. 신토불이(身土不二)라는 말이 있듯이 우리에게는 조상들이 대를 이어 물려준 위대한 한의학이 있다. 비가 오려면 구름이 끼고 날씨가 흐려지는 이치처럼 큰 병은 반드시 그 조짐을 드러낸다. 양의는 엑스레이 같은 기계검진에서 문제가 없으면 질병이 없는 것으로 진단한다. 하지만 한의는 조직이 망가지기 전에 먼저 병의 조짐을 잡아낸다. 이런 한의 치료의 목적은 인체의 자생력을 키워 더 큰 병을 예방하는 것이다.

필자는 2005년 각지에서 모인 한의사와 한의대 학생들에게 정통한의학에 가까운 침과 약을 보급하기 위해 '신침선약학회'를 발족하고, 질병으로 고통 받는 수많은 환자를 대하면서 신침과 선약 외에 더 좋은 치료법이 없을까? 하고 고민하고 연구하다가 2012년에 발효 한약을 만나게 되었고 이때 조직된 대한 발효 해독학회 회장직도 맡게 되었다. 그리고 청혈해독 프로그램을 해독부터 난치병에 이르기까지 폭넓게 적용하기 위해 치유본 의성한의원에서는 6개월 주치의 치료프로그램을 개발하였다.

그 결과, 치료를 통해 환자들의 몸이 스스로 새롭게 태어나고 나쁜 먹거리와 생활습관이 바뀌는 것을 체험하였다. 뿐만 아니라 고혈압, 당뇨 및 합병증, 비만, 강직성 척추염, 근위축증, 루프스, 크론병, 암 등과 같은 난치면역계질환이 스스로 사라지는 것을 보고… 대단한 충격을 받았다. 2013년부터 한의사를 대상으로 모든 난치 질병에 믿기 어려울 정도로 탁월한 효과를 나타내는 청혈해독요법에 대한 강의도 하고 치유본 네트워크 한의원도 만들게 되었다.

오늘의 내가 있기까지… 커다란 은혜를 주신 모든 분들께 지면을 빌어 감사와 고마운 인사를 드린다. 돌아가신 부친을 비롯해 그 빈자리를 메워주신 어머니, 묵묵히 곁을 지켜준 아내, 사랑스러운 현우와 진영, 그리고 의성한방병원 가족 여러분, 이 길을 함께 하는 치유본 네트워크 가족 모두에게도 감사의 말씀을 전하고 싶다. 또한 좋은 책을 내기 위해 여러모로 애쓰신 출판사의 스태프와 도움을 주신 분들께도 깊은 감사를 드린다.

끝으로, 제 책을 읽으시는 많은 독자 분들께서 '한의학이 우리 삶과 가장 밀접한 의학이라는 것'을 인지하시고, 모두 모두, 건강하고 행복한 멋진 삶을 살길 바란다.

도봉산을 바라보며

저자 **한주석**

추천사

인체의 자생력을 키워주는 기적의 한방 치료법!

한주석 박사는 저와 대학 동기로써 제가 대학교수로 남아 소아 치료에 전념하는 동안, 의성 한방병원 원장으로서 당뇨를 비롯한 난치성질환 치료에 매진하셨습니다. 그리고 이렇게까지 성과를 내셨습니다. 그동안 노력하신 것에 놀라움을 금할 수 없습니다.

한주석 박사는 학창시절에도 학구적이며 세심하고, 한의학 근본원리를 탐구하기 위해 묵묵히 나아가던 분이었습니다. 그런 그의 노력이 이렇게 크게 결실을 맺어 한의학 발전은 물론, 환자의 삶의 질과 생명 연장에 지대한 공헌을 함에 경하드리는 바입니다.

한주석 박사의 염원대로 의성 허준의 후예가 되어 질병 없는 세상을 만들고자 하는 갸륵한 뜻이 실천되고 있으며, 그 실천의 과정에서 느낀 것들이 사장되지 않고 이렇게 훌륭한 책으로 엮어 ≪굿바이 당뇨! 당뇨발≫를 출간하게 되니 참으로 기쁩니다.

이 책을 통해 당뇨의 관리를 양방으로만 해야 한다는 그릇된 사고를 고치고, 당뇨의 원인을 정확히 파악하고, 오장육부의 조화를 통한 기능회복에 눈을 뜨시길 바랍니다. 그리고 당뇨 환자들이 주로 가지고 있는 합병증인 고혈압, 협심증, 간 기능 저하, 망막변성에 의한 시력저하, 당뇨발, 변비, 신장

기능 저하 등도 청혈해독요법과 신침요법, 식이요법, 운동요법 등을 통해 회복될 수 있다는 희망을 가지시길 바랍니다. 인체의 자생력을 키우는 이 치료법은 당뇨뿐만 아니라 희귀 난치성 질환, 자가면역질환 치료에도 응용해야 할 훌륭한 치료법입니다.

한주석 박사는 자상하게도 환자의 마음까지 돌보는 의사입니다. 환자가 긍정적인 마음으로 자기 질병을 바라보고 회복하도록 돕는 그는 의성 허준의 후예로 여길만한 자격을 충분히 갖추고 있습니다.

이 책을 통해 더 많은 환자가 혜택을 받고, 한의사들도 이 책을 읽고 더 나은 한의학적 학문 발전과 치료 질 향상에 기여하기를 바랍니다.

경희대학교한방병원장 **이진용**

추천사

당뇨병 환자의 질병은 물론 삶의 질까지 치유하는 놀라운 치료!

먼저 당뇨 치료에 신기의 경지를 개척한 한주석 박사님의 도서 출간을 환영합니다.

그동안 저는 방송국 PD로서 건강, 의학 프로그램을 제작하면서 20년 넘게 한주석 박사님을 지켜봐왔습니다. 박사님은 의사로서 끊임없이 치료 기술을 연구하셨고 신약을 개발해왔으며 후배 의사 양성에도 많은 힘을 기울였습니다. 더불어 무료 의료 봉사로 이웃을 돌보고 청빈한 생활로 모범을 보이셨습니다. 그런 박사님을 뵈면서 가히 의성 허준 선생이 다시 오신 건 아닌가 하는 생각을 가져보기도 했습니다.

제가 20년 전 모 방송국에서 건강 프로그램 PD를 했었는데, 그때만 해도 당뇨병은 희귀병이었습니다. 그래서 그때 일반인을 대상으로 당뇨 프로그램을 진행할 수 없어 소아 당뇨를 선택했었지요. 당시 사례자가 초등학교 1학년인데 그 가냘픈 팔에 난 인슐린 주사 자국을 보고 가슴 먹먹했던 기억이 생생합니다. 그러던 당뇨병이 요즘엔 나이를 막론하고 흔한 병이자 가장 무서운 병이 되었습니다.

당뇨 환자나 가족이 가장 두려움에 사로잡히는 순간은 발이나 다리가 썩어 절단해야 한다는 수술 통보를 받았을 때라 합니다. 얼마 전 당뇨로 고생하는 지인으로부터 연락이 왔습니다. 이미 발가락을 절단했는데 이제는 발목까지 절단 수술을 해야 한다는 통보를 받았답니다. 울먹이는 목소리만 들어도 지인의 공포가 얼마만큼 클지 짐작이 갔습니다.

그런데 참으로 안타까운 것은 '왜 일찍이 한주석 박사님 같은 당뇨 박사를 알지 못했을까?'하는 생각이었습니다. 한주석 박사님은 종합병원에서 절단 통보를 받은 당뇨발 환자도 멀쩡하게 완치하기로 유명한 의사니까요. 저도 한박사님이 완치시킨 환자를 곁에서 많이 보아왔습니다.

환자의 질병을 치유함은 물론 삶의 질까지 보살펴주는 한박사님의 당뇨 치료, 그 치료법이 이 책을 통하여 널리 알려져서 많은 환자가 고통에서 벗어나길 바랍니다. 그래서 방법을 몰라 발을 절단해야 하는 많은 당뇨발 환자들이 희망을 얻고 새로운 인생을 살아가길 바랍니다.

서울신문STV 회장 **김상혁**

차례

PART 2
성인병 · 당뇨합병증, 왜 무서운가?

PART 3
정확한 진단, 획기적인 처방…
의성의 청혈해독과 신침요법!

PART 4
오장육부를 잘 다스리면 몸도 마음도 성性도 강화되어 행복한 생활이 열린다

PART 5
습관을 바꿔 병도 고치고, 통증 없이 신나고 행복한 세상을 사는 방법!

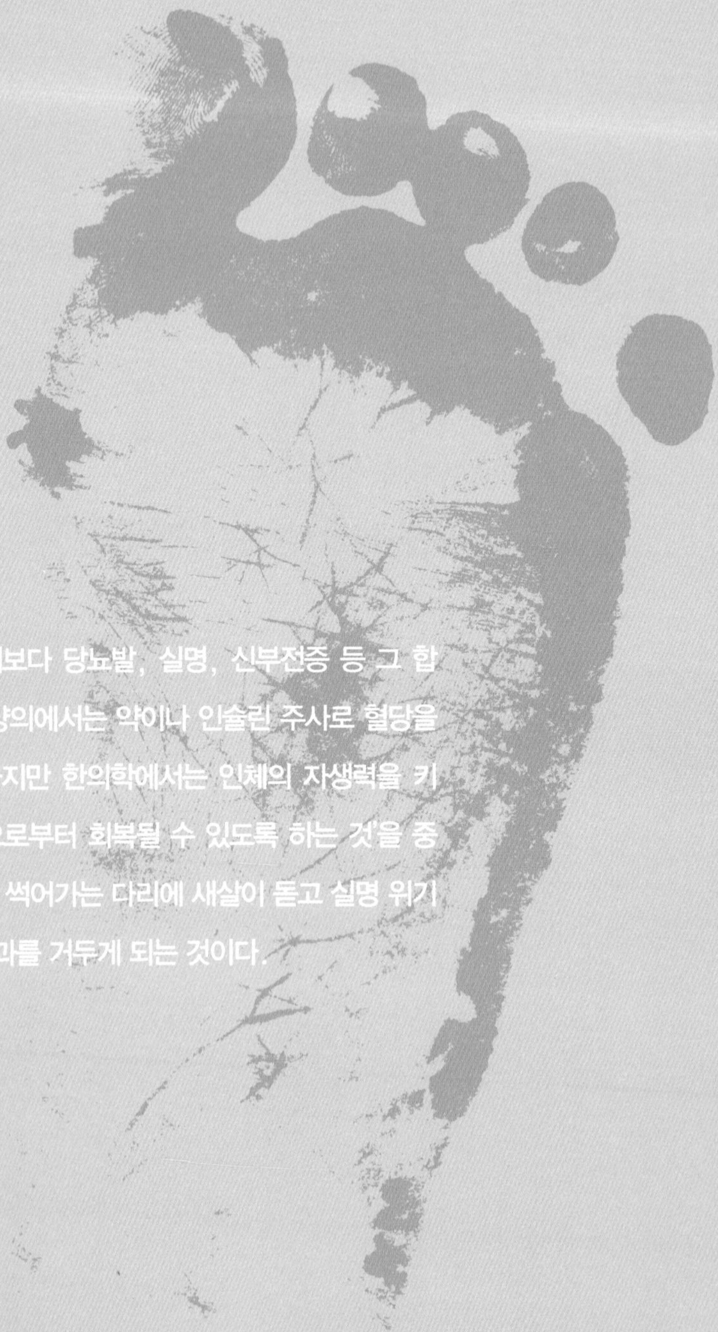

당뇨는 당뇨 그 자체보다 당뇨발, 실명, 신부전증 등 그 합병증이 더 무섭다. 양의에서는 약이나 인슐린 주사로 혈당을 '조절'하는 치료를 하지만 한의학에서는 인체의 자생력을 키워 '몸이 스스로 병으로부터 회복될 수 있도록 하는 것'을 중점으로 한다. 그래서 썩어가는 다리에 새살이 돋고 실명 위기의 눈이 밝아지는 효과를 거두게 되는 것이다.

PART 1

PART 2

PART 3

PART 4

PART 5

PART 1

이제는 창조의학 시대, 새로운 한의학으로!

1 썩은 발을 절단 위기에서 구해낸 청혈해독요법

이종철 씨(가명, 남, 54세)는 30년 남짓의 공무원 생활을 하면서 남부럽지 않은 가정을 꾸려왔다. 이종철 씨가 당뇨를 발견한 것은 벌써 15년 전으로 거슬러 올라간다. 당시 혈당이 있다는 의사의 진단에 이종철 씨는 의아한 얼굴로 물었다.

"네? 혈당이라니요? 그게 대체 무업니까? 선생님."

이종철 씨는 당뇨가 사람에게 굉장히 치명적인 질병이라는 것을 전혀 깨닫지 못했다. 그만큼 당뇨에 대한 인식이 부족했던 탓이다.

15년 전만 해도 당뇨라는 것은 부자병 정도로만 알려져 있을 정도로 대단히 생소한 병이었다. 혈당이 있다는 의사의 진단에도 이종철 씨는 그 때까지의 생활습관을 버리지 않고 여전히 술과 담배를 하고 폭식을 일삼았다. 그 상태로 15년의 세월이 흘러갔다.

당뇨는 합병증이 생길 때까지는 특별한 자각증상이 없는 병이다. 당뇨를 '침묵의 살인자'라고 부르는 것도 그 때문이다. 합병증이 찾아온 후에야 후회하지만 이미 엎질러진 물이다.

이종철 씨는 그때를 이렇게 회상한다.

"지금 생각하면 무척 후회스럽죠. 당뇨가 이렇게까지 무서운 병이라는 것은 꿈에도 생각하지 못했으니까요."

하루는 퇴근길의 버스에서 히터에 발을 데여 화상을 입었다. 이종철 씨는 아무 생각 없이 동네 약국에서 화상에 바르는 연고를 구입해 데인 발에 바르기만 했다. 그런 상태로 3일 정도가 지나자 화상을 입은 발가락이 새까맣게 변색이 되면서 곪아 들어갔다. 밤에는 발가락의 가려움과 콕콕 찌르는 듯한 통증 때문에 도저히 잠을 잘 수가 없었다.

이종철 씨는 화상 때문에 생기는 단순한 증상이라고 생각했지만 아내의 성화에 못 이겨 가까운 피부과를 찾았다. 그런데 피부과 의사가 심각한 표정을 지으며 단순한 화상이 아닌 것 같다는 말을 했다.

"당뇨합병증 증상 같은데 종합병원에서 자세한 진단을 받아보시는 것이 좋겠습니다."

그제야 이종철 씨는 사태의 심각함을 깨닫고 대학병원을 찾았다. 오진이기를 간절히 바랐지만 의사는 다음과 같이 말했다.

"이렇게 될 때까지 모르셨다니 참 안타깝습니다. 당뇨가 10년 이상 진행되었군요. 당뇨는 자각증상이 올 때까지는 무증상으로 있다가 서서히 진행됩니다. 선생님, 지금까지 당뇨라는 것을 전혀 모르셨습니까?"

이종철 씨는 당뇨 진단을 받고 코웃음을 쳤던 15년 전이 떠올렸다.

후회와 자책으로 몹시 괴로웠지만 이미 때늦은 일이었다. 의사는 그의 마음을 아는지 모르는지 청천벽력 같은 선고를 내렸다.

"발가락이 이미 썩어가고 있습니다. 썩은 발가락을 잘라내지 않으면 발 전체가 썩어 갑니다. 그렇게 되면 발목까지 잘라야 할 수도 있습니다. 생명에도 관계된 문제이니 하루라도 빨리 수술하시는 것이 좋습니다."

의사는 당장 입원을 권했지만 이종철 씨는 약만 받아 가지고 집으로 돌아왔다. 그는 밤새도록 도저히 잠을 이룰 수가 없었다. 육체적 고통보다 정신적 고통이 더 컸다. 까맣게 썩어 들어간 발가락을 들여다보고 있자니 금방이라도 으스러져버릴 것 같은 공포가 밀려왔다. 아내는 의사가 시키는 대로 수술을 하자고 눈물을 흘리며 애원하다시피 했다.

하지만 그는 발가락을 절단하고 싶은 마음이 추호도 없었다. 부모로부터 멀쩡하게 물려받은 사지육신을 절단한다고 생각하니 죽는 것보다 못하다는 마음조차 들었다.

사흘 동안 이종철 씨는 물 한 모금 넘기지 못하고 생사를 넘나들었다. 몸살을 앓는 것처럼 심한 고열과 함께 구토 증세까지 나타났다. 소변을 보면 피오줌까지 섞여 나왔다. 그의 아내는 이대로 남편을 황천길로 보내나 싶어 발을 동동 굴렀다.

수술을 권했던 대학병원은 바로 그의 집 옆이었다. 아내는 당장 응급실로 달려가자고 애원했지만 이종철 씨의 고집을 꺾을 수는 없었다. 그의 아내는 다급한 마음에 여기저기 전화를 걸어 하소연을 했다.

천우신조랄까. 평소 형님 아우 하면서 가까이 지내던 이웃이 필자를 소개해주었다. 그날로 이종철 씨의 아내는 남편을 택시에 태워 필자의 한방병원을 찾아왔다. 이종철 씨가 처음 내원했을 때의 몰골은 말이 아니었다. 솔직히 말해 필자는 괜히 생사람 잡지 않을까 하는 두려움도 있었다. 오죽했으면 먼저 양의 병원부터 다녀오라고 권했을까.

"선생님, 이 상태로 치료를 받으시는 것은 절대 무리입니다. 병원에서 먼저 링거 주사라도 한 대 맞고 한의 치료를 받는 것이 어떻겠습니까?"

이종철 씨는 30년 가까이 공무원 생활을 해온 사람이었다. 성품이 곧은 분으로 매사에 자신감이 넘치는 만큼 자기 소신이 뚜렷했다. 당뇨합병증은 그에게서 자신감은 빼앗았지만 고집만은 꺾지 못했다. 절대 링거를 맞지 않겠다는 자신의 생각을 조금도 굽히지 않았다. 하는 수 없이 필자는 그에게 다짐을 받았다.

"선생님, 저에게 모든 것을 맡기고 따라오시겠습니까?"

피골이 상접한 모습이었지만 그의 목소리만은 살아있었다.

"절단 수술을 안 할 수만 있다면 원장님이 시키는 뭐든 하겠습니다."

이종철 씨의 간절한 눈빛을 대하면서 치료할 수 있다는 확신이 생겼다. 이종철 씨가 내원했을 때의 상태는 발가락 괴사 증상에 간기능 장애까지 겹쳐 있었다. 평소 술과 담배를 하고 폭식을 일삼았던 결과라고 할 수 있었다. 몸살을 앓는 것처럼 고열에 시달리며 물 한 모금도 넘기기 어려웠고 간기능 수치(GOT, GPT)는 62~70까지 올라가 있었다.

그날부터 이종철 씨는 3일에 한 번씩 내원하며 치료를 받기 시작했다.

필자는 가장 먼저 그의 몸 안에 쌓인 독소를 제거하기 위해 청혈해독요법을 시작했다. 스스로 치유할 수 있는 자생력을 키워주기 위해 발효한약을 처방한 것이다. 효소식만으로 하루 세 번의 식사를 하게 하고 중간에 배고픔을 느끼면 토마토와 두부, 미역, 샐러드, 오이 등을 간간히 먹도록 했다. 그동안 안 좋은 음식을 많이 먹었던 환자라 호전반응이 강하게 왔다. 폭풍 같은 설사로 시커먼 독소를 뽑아내기 시작한 것이다. 환자는 화장실에 들락거리는 것이 힘들다며 괴로움을 호소하면서도 열심히 치료에 협조했다.

발효 한약을 이용한 청혈해독요법을 시작하면 설사를 하거나 팔, 다리 등에 통증을 호소하기도 한다. 이를 호전반응이라 하는데 몸 안에 정체되어 있던 노폐물이 빠르게 배출되면서 나타나는 증상 중 하나다. 이는 병이 아니라 치료가 되고 있다는 반응이며 몸의 정화가 제대로 되고 있다는 반가운 신호다.

청혈해독요법을 열흘 정도 하자 이종철 씨의 얼굴이 밝아지면서 괴사가 시작된 발가락의 딱지 부위가 부드러워지는 것을 볼 수 있었다. 환자도 몸이 가벼워지고 훨씬 기분이 좋아졌다고 말했다.

다음에 필자가 한 치료는 간기능을 회복시키는 것이었다. 간기능이 나쁘면 아무리 좋은 약을 써도 흡수가 안 되어 치료가 늦기 때문이다. 이종철 씨는 꾸준히 신침과 약물 치료를 받으며 필자가 처방한 족욕물에 매일 한두 시간씩 발을 담그고 뿌리는 약도 사용했다. 그리고 발효 한약을 복용하며 정체된 몸에 신선한 기운을 넣어주는 것도 게을리하지 않았다.

한 달 정도 지나자 혈당 수치가 안정되어갔다. 네 개의 발가락이 썩어가는 괴사 증세가 있었던 환자가 두 개의 발가락에 새살이 올라오고 상처가 아물어갔다. 또 공복 시의 혈당 수치가 360에서 79로 떨어졌고 식후 혈당치도 170으로 내려갔으며 간기능 수치도 30~39로 떨어져 정상으로 돌아왔다. 두 달 정도 치료를 하자 남은 발가락 두 개도 새살이 오르며 상처가 깨끗이 치료되었다.

이종철 씨는 그제야 안도의 한숨을 내쉬며 필자에게 털어놓았다.

"지금까지 모든 것을 제 위주로만 살았습니다. 회식이다 친구다 하면서 쫓아다니며 마음껏 먹고 마셨지요. 가족들은 그냥 집에서 저를 기다리는 그런 존재로만 생각했습니다. 병이 들자 비로소 집사람이 보이더군요.

지금까지 저는 가족의 소중함을 잊고 일에만 매달려 살아 온 인생이었습니다. 원장님 덕분에 새로 태어나 다시 사는 기분입니다."

환자가 어느 시기에 적절한 치료법을 택하는가는 매우 중요한 일이다. 치료시기를 놓치면 소 잃고 외양간 고치는 꼴이 되기 때문이다. 발목을 절단하고 필자를 찾은 환자와 발목을 절단하지 않고 온 환자의 희비가 엇갈리는 것을 볼 때면 필자는 그저 안타까울 따름이다.

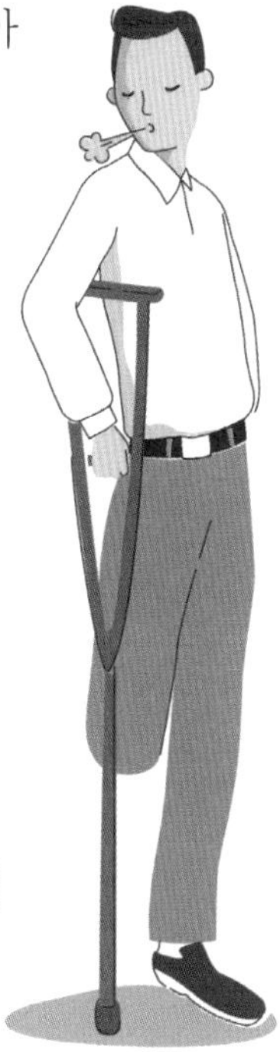

발가락 괴사로 양의에서 발가락을 절단하라는 진단을 받았지만 필자를 찾아온 환자들은 치료 후 기적이라는 말을 수십 번도 더 한다. 하지만 필자는 구태여 기적이라는 말을 쓰고 싶지 않다. 환자가 한 의사를 신뢰하고 치료방법을 잘 선택해 치료했으니 그가 닦은 선업의 대가라고 생각할 뿐이다.

명의(名醫)는 환자가 만든다는 말이 있다. 의사에 대한 신뢰와 확신이 이종철 씨의 발과 생명을 구하고 새 삶을 가능케 한 것이다.

2 인슐린 주사만으로는 무서운 당뇨합병증을 고칠 수 없다

"매일 아침 일어나 인슐린 주사를 맞으면서 이 주사 덕분에 오늘도 하루를 살 수 있겠거니, 하는 생각을 하면서 답답한 세월을 보냈습니다."

필자를 찾아온 김영식(가명, 남, 60세) 씨가 옷을 걷어 올려 주사바늘이 군데군데 나 있는 부위를 보여주었다. 그는 20년 동안 당뇨를 앓아왔다며 낫게 해달라고 필자에게 애원했다.

인슐린을 투여하는 당뇨 환자라면 매일 아침 눈을 뜨자마자 배에 주사바늘을 꽂는 것이 일상이다. 어떻게 하면 주사를 아프지 않게 놓는지의 방법도 의사보다 더 자세히 알고 있을 정도다.

인슐린은 의학 사상 20세기 최대의 발견이라고 할 수 있다. 혈당 조절을 하는 데 아주 중요한 호르몬이기 때문이다. 1921년 캐나다의 번팅과 베스트가 인슐린을 발견하기 전까지는 유전이나 자가 면역성 반응에 의해 제1형 당뇨를 앓는 많은 어린이들이 영문도 모른 채 죽어갔다. 당뇨 인구의 약 10퍼센트를 차지하는 인슐린 의존형인 제1형 당뇨는 인슐린 주사

없이는 살아갈 수가 없다.

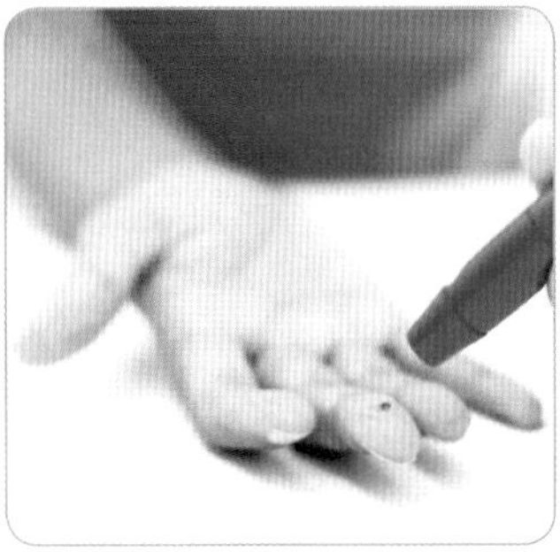

인슐린 비의존형인 제2형 당뇨는 전체 당뇨 인구의 90퍼센트를 차지한다. 이 경우 생활습관만 고쳐도 당뇨에서 벗어날 수가 있다. 하지만 대부분의 당뇨 환자들은 식생활의 개선과 운동요법을 등한시하고 약물에만 의존하다 낭패를 보는 경우가 많다.

미국의 한 연구기관은 당뇨 환자들을 대상으로 인슐린에 대한 역학 조사를 했다. 조사 결과 혈당강하제의 투여에도 불구하고 매년 25만 명의 환자가 당뇨합병증으로 사망하고 있는 것으로 밝혀졌다. 이는 혈당 조절에만 의존한 많은 환자들의 비참한 최후를 보여주는 사례다.

김영식 씨의 경우 나름대로 철저하게 당뇨를 관리하며 양의 치료를 받아왔다. 하지만 혈당 수치가 안정되지 않아 양약의 복용과 함께 인슐린 주사를 추가하게 되었다.

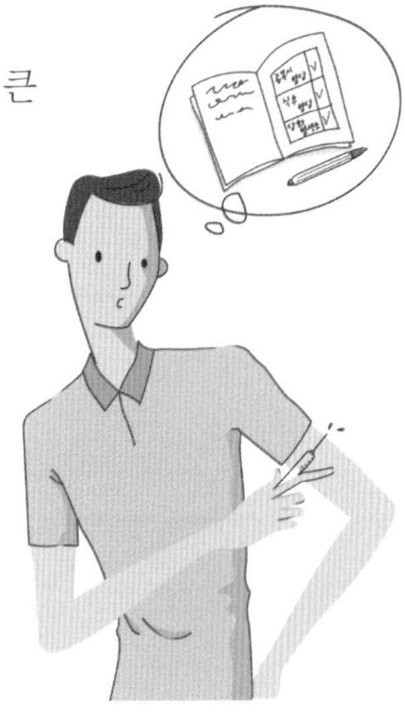

어느 날 횡단보도 앞에 서 있던 김영식 씨는 큰 충격을 받았다. 신호등의 청색과 붉은색이 구분되지 않았던 것이다. 덜컥 겁이 난 그는 그 길로 안과 검진을 받았다. 왼쪽 눈의 망막에 신생혈관 발생으로 인한 부종으로 혼탁 증세가 온 상태였다. 오른쪽 눈 역시 시신경이 마비돼 미세한 빛만 감지할 수 있는 정도였다.

김영식 씨의 경우처럼 대부분의 당뇨 환

자들은 혈당 조절에 목숨을 걸다시피 한다. 매일 아침 일어나 혈당을 체크하고 인슐린 주사기를 꼽는다. 어느 환자는 인슐린 주사에 지친 나머지 필자에게 치료를 받으면 인슐린 주사를 더 이상 맞지 않아도 되냐며 거듭 묻기도 한다.

당뇨 진단의 기준인 공복 시 혈당 125 이상, 식후 2시간 혈당 200 이상, 당화혈색소 7퍼센트 이상은 모두 양의의 진단이다. 하지만 공복 시 혈당 125는 당뇨의 시발점이 아니라 종착점으로 보는 것이 더 정확하다. 그 때문에 현재 세계당뇨협회는 공복 시 혈당을 110으로 내릴 것을 제안하고 있다.

당뇨 환자의 조절목표

- 식전 혈당량 : 110 이하
- 식후 2시간 혈당량 : 160 ~ 180
- 당화혈색소 6.5~7% 이하(정상인은 6% 이하 6개월 이상 유지)

대부분의 당뇨 환자들은 혈당 조절만으로 당뇨합병증을 막을 수 있다고 생각한다. 그 때문에 수시로 혈당을 체크하고 당이 조금만 올라가도 불안해한다. 특히 당뇨 관리에 열심인 환자들은 당뇨수첩까지 준비하고 꼼꼼하게 혈당을 기록한다.

김영식 씨의 경우 나름대로 관리를 했지만 결국은 인슐린까지 투여하는 상황에 이르렀다. 김영식 씨뿐만 아니라 양약을 복용하면서 생활습관의 교정 없이 혈당 조절에만 의존하는 많은 환자는 최종적으로 인슐린에 의존하게 된다.

많은 당뇨 환자가 혈당 조절로 당뇨합병증이 호전되는 것으로 알고 있지만 이는 잘못된 인식이다. 혈당강하제는 이미 진행되고 있는 합병증에는 대책이 없다고 하는 것이 옳다. 단순한 혈당 조절만으로는 합병증을 예방할 수도 없을 뿐만 아니라 이미 생긴 합병증은 절대 복구되지 않는 것이다.

혈당 조절보다 더욱 중요한 것은 몸 자체를 복구시키는 것이다. 몸이 건강해지면 자연히 병은 치료되며 몸의 건강 여부는 오장육부가 얼마나 튼튼한지에 달려 있다. 그래서 오장육부의 개선으로 피를 맑게 해 혈액순환을 원활하게 하는 것이 치료에서 가장 중요하다.

한의 치료는 혈당 조절에만 초점을 맞추지 않는다. 분명 양약으로 혈당이 안정되었는데도 합병증까지 이르는 것은 몸속의 피가 탁해졌기 때문이다. 한의에서는 모든 병의 원인을 피가 탁해져 온 것으로 본다.

당뇨가 생기면 혈당이 높아져 피가 탁해진다. 고혈당으로 탁해진 '나쁜 피'는 몸속의 모든 곳을 돌아다니며 머리끝부터 발끝까지 혈관을 파괴시켜 치명적인 합병증을 가져온다. 그래서 한의 치료는 '나쁜 피'를 맑게 해 그 근본을 치료하는 데 중점을 둔다. 발효 한약과 신침요법을 사용해 피가 맑게 정화되도록 돕는 것이다.

즉 청혈해독요법을 써서 당뇨로 인해 끈적끈적해진 피의 독소를 제거하고 맑아진 피가 온몸의 혈관과 장기에 양질의 에너지를 공급하도록 하는 것이다. 이는 단순히 혈당을 조절하는 것과는 개념이 다르다. 겉으로 보이는 혈당 수치가 아닌 오장육부를 다스려 병의 근본을 다잡는 것이다. 이렇게 오장육부를 치료하게 되면 인체는 스스로 치유할 수 있는 능력을 갖추게 된다.

이진만(가명, 남, 55세) 씨는 당뇨를 20년 넘게 앓아왔다. 그리고 당뇨합병증이 발병해 당뇨발이 심각한 상태였다.

당뇨발은 한 번 생겨나면 그 진전 속도가 굉장히 빠르기 때문에 환자가 정신적인 충격에 빠져 대처할 생각조차 못하는 경우가 많다. 발뒤꿈치와 발가락에 물집이 잡히다가 1주일 만에 시커멓게 변하면서 괴사가 시작되고 뼈가 보일 정도로 염증이 파고드는 것이다.

이진만 씨도 순식간에 발뒤꿈치 부분이 검게 변하기 시작했다. 손을 써볼 생각도 못할 정도로 금방 썩어 들어가 제대로 걸을 수 없는 것은 물론 신발을 신기조차 어렵게 되었다. 혼자 제대로 서지도 못해 휠체어를 타고 필자의 한방병원을 찾았다.

이진만 씨는 운동부족과 변비로 배가 상당히 많이 나왔고 체중도 80킬로로 비만 상태였다. 이미 혈당을 조절하는 치료법에도 이력이 나 있었다.

"정말 저를 완치시켜 주실 수 있는 겁니까? 이젠 배에다 주사를 놓는 것도 지겹고 식이 조절도 지긋지긋합니다. 아니 병원에서 시키는 대로 다 했는데도 휠체어 신세라니 이게 말이 됩니까?"

필자를 바라보는 이진만 씨의 눈빛에는 병원과 의사에 대한 분노와 불신이 가득 했다.

"그동안 고생이 많으셨군요. 먼저 양약을 줄이면서 청혈해독요법과 신침 치료를 하면 희망이 있습니다. 무엇보다 이 선생님께서 무조건 저를 믿고 완치된다는 믿음을 가지고 따라오셔야만 합니다."

필자의 말에 그는 살려만 준다면 무조건 따르겠다는 의지를 보였다.

이진만 씨는 배가 많이 나온 상태로 수면 무호흡증과 코골이로 숙면에 어려움을 겪고 있었다. 잠을 제대로 자지 못하니 신경이 극도로 예민할 수밖에 없었다. 그래서 초기 치료 30일 동안에 식사 조절부터 들어가 하루 세 끼를 모두 효소식으로 하는 청혈해독요법을 시작했다.

그러자 소변과 대변을 시원하게 보면서 복부가 줄어들기 시작했다. 그렇게 한 달 정도 지나자 체지방과 숙변이 빠져나가면서 복부 비만이 상당히 해소되었다. 독소의 배출로 체중이 10킬로가 줄게 되자 숙면이 이루어짐은 물론 몸의 컨디션도 상당히 좋아졌다. 또 코골이와 수면 무호흡증도 이주일 정도 지나자 거의 없어져 호흡이 안정되었다. 이렇게 경과가 좋아지자 환자 자신이 치료에 더욱 적극적으로 임하게 되었다. 환자의 적극적인 의지는 어떤 명약보다 치료에 탁월한 효과를 가져 온다.

한 달의 효소식을 마치고 일반 식사 때는 당뇨환을 소량 복용하게 하고 신침 치료, 족욕 요법을 병행했다. 그러자 그토록 오랫동안 그를 괴롭혀 온 질병이 서서히 변화를 가져왔다. 발뒤꿈치가 부드러워지면서 새살이 올라오기 시작한 것이다.

각기 다른 약재를 사용해 2~3가지 코스로 짜인 족욕을 하다보면 썩어 있던 조직이 녹아나오는 현상을 볼 수 있다. 한의에서는 절대 썩은 조직을 억지로 도려내지 않는다. 썩은 조직은 스스로 녹고 새살에 밀려나올 수 있도록 하는 것이다. 양의에서 조직을 도려내고 절단까지 하는 것과는 전혀 다른 방식이다. 이렇게 치료를 꾸준히 받자 휠체어를 타고 들어온 환자가 한 달 후에 신발을 신고 지팡이를 짚을 정도로 나아졌다.

"정말 내 인생이 이대로 끝나는 줄 알았는데 다시 걷게 되다니 꿈만 같습니다. 제 힘으로 산책하는 것이 한 가지 소원이었는데 이제 그게 가능할 것 같습니다. 원장님, 정말 감사합니다."

인슐린을 주사하고 약을 아무리 잘 챙겨 먹어도 합병증은 막지 못한다. 발이 썩어 들어가고 망막손상에 의한 실명이 오는 것은 내 몸의 자생력이 없는 상태에서는 아무 소용이 없기 때문이다.

한의 치료는 병의 근본을 살펴 몸이 자체적으로 정상화되도록 돕는다. 단순히 수치로 판단할 수 없는 유기적인 인체의 특성을 살펴 조화를 이루는데 중점을 두는 것이다. 그래서 한의 치료는 당뇨합병증이 절대 불치의 병이 아님을 거듭 강조한다. 썩어가는 당뇨발도 최악의 선택인 절단 없이 새살을 돋게 하는 것이 한의 치료의 목적이자 장점이기 때문이다.

당뇨발 한의 치료 사례 ❶

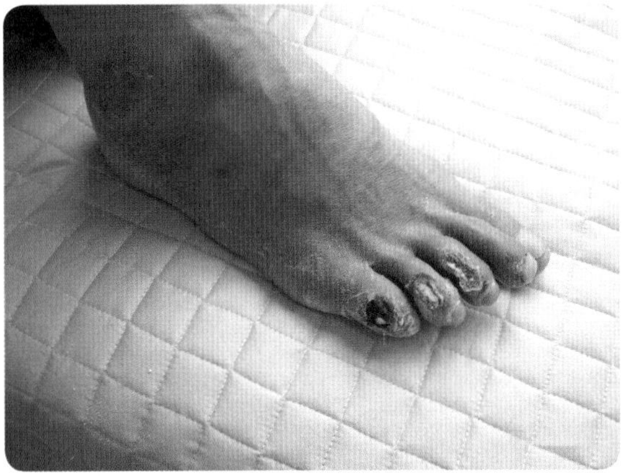

내원 첫째 날 (2005. 06. 30)
엄지와 검지 발가락을 제외한 발가락에 괴사와 농이 가득 차 있음.

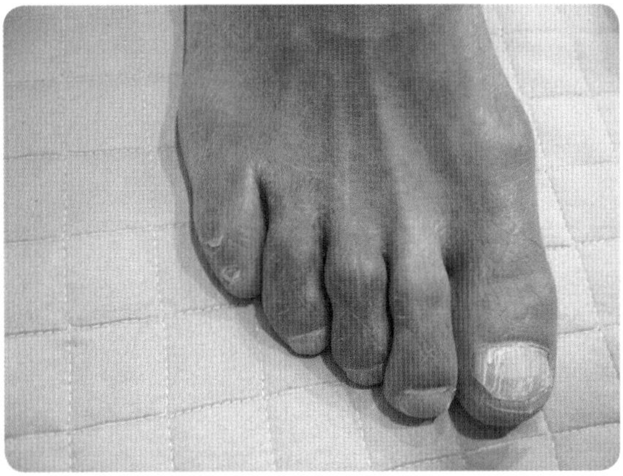

6개월 후 내원 날 (2005. 12. 26)
꾸준한 한의 치료로 완치된 모습. 괴사된 조직이 모두 떨어져 나감.

3 당뇨병 치료는, 양의보다 합병증을 막아주는 한의가 좋다

앞에서 사례를 든 이종철 씨의 경우 당뇨합병증에 간기능 장애까지 겹치면서 생사를 오락가락했다. 그는 양의에서 발가락을 절단하지 않으면 발목까지 썩게 된다는 진단을 받았지만 즉시 한의 치료를 받았기 때문에 치료가 가능했다.

당뇨 초기에 바로 한의로 접근한 환자는 치료가 매우 수월하다. 얼마간 양의 약을 쓴 경우에도 침과 약물요법을 1~2개월 정도 받으면 양의 약을 끊을 수 있다. 양의 치료가 평생 약을 복용해야 하고 결국에는 인슐린 주사에 의지해야 한다는 것과는 사뭇 다른 치료 결과와 과정이다. 그래서 이를 뚜렷이 인지한 환자들이 용기를 내 한의 치료를 선택한다.

우리 몸이, 그리고 그 몸을 구성하는 세포가 건강한가 그렇지 않은가는 혈액과 혈행이 좌우한다. 피가 더럽다는 것은 혈액 속에 노폐물이 잔뜩 쌓여 있다는 것이다. 또 영양이 과잉 축적되어 있거나 부족하다는 의미다. 따라서 혈액의 오염은 질병의 주범이라 할 수 있다.

한의학에서의 당뇨 치료는 피를 맑게 해주는 것에서부터 시작한다. 폐열, 심열, 위열을 빼주게 되면 자연적으로 혈당은 떨어지게 된다. 또한 한의의 당뇨 약에는 반드시 간에 관계되는 약을 쓴다. 양의학의 관점에서는 간을 볼 때 글루코겐, 당 대사에 관여하는 조직으로 본다. 하지만 한의에서는 스트레스나 전체적인 혈행에 관계되는 장기로 간을 꼽는다. 즉, 간은 피를 거르고 돌리는 장기라고 할 수 있다. 이 간이 기능이 떨어져 있을 때 다시 본 역할을 해내도록 돕고 이럴 때 피가 맑아지면서 각 장기에 신선한 산소와 영양을 공급하고 세포를 되살리게 된다. 그러면 몸이 서서히 깨어나 스스로를 치유하고 건강한 상태로 돌아가게 된다. 이렇게 인체가 갖고 있는 자생력을 깨우는 것, 그것이 한의 치료의 시작이자 끝이다.

양의 약은 혈당 자체는 안정시킬 수 있지만 근본적으로 피를 맑게 할 수는 없다. 따라서 양약에 의존한 혈당 조절과 인슐린 투여만으로는 합병증을 막을 수 없다. 양의에서는 혈당 조절에만 집중할 뿐 환자의 혈당이 어째서 높아졌는지에 대해서는 이해가 부족하다. 우리 몸의 질병을 국소적으로만 해석하기 때문이다.

양의의 대표적인 치료법은 두 가지가 있다.

가공해 만든 인슐린 제재를 인체에 직접 주입하는 주사요법과 인슐린 분비를 촉진시키는 약물요법이다. 이는 혈당을 정상에 가깝도록 떨어뜨려 증상을 조절하는 것이다. 하지만 이러한 치료는 혈당이 올라갈 때마다 매번 반복해야 한다.

또 양의에서는 당뇨를 췌장의 문제로 보아 췌장 기능의 회복에 주안점을 둔다. 하지만 한의에서는 당뇨를 단지 췌장 자체만의 이상으로 보지 않는다. 췌장 자체의 문제도 있지만 간기능이 항진되어 췌장의 기를 고갈시켜 당뇨를 유발하는 것으로 본다. 그 때문에 한의에서는 당뇨병 치료에 대부분 간 치료를 겸하는 것이다.

한의 치료는 오장육부의 기능을 강화시켜 전체적으로 몸을 개선시켜 나가는 것에 중점을 두며 인체의 자생력만으로 병을 치료하는 것을 최종 목표로 한다. 한의 치료로 몸이 개선되면 자연치유력이 생겨 양의 약을 완전히 끊을 수 있다. 그리고 인슐린을 투여하는 환자의 경우에는 인슐린의 단위를 감량시켜가며 치료에 임한다. 인슐린 40단위를 맞던 환자라면 20단위로 떨어뜨려가면서 계속 단위를 낮춰나간다. 인슐린의 지속적인 투여는 환자의 몸을 약화시켜 합병증에 노출되기가 더 쉽기 때문이다.

임상에서 환자를 대하면서 가장 안타까웠던 때는 중도에 치료를 포기하는 것이다.

박상수(가명, 남, 61세) 씨의 경우 중도에 치료를 포기해 발목을 절단했다. 그가 내원했을 때의 상황은 당뇨합병증으로 뒷목이 나무처럼 딱딱해지는 증상을 보이고 있었다. 1cm 두께로 완전히 굳어서 손가락으로 눌러도 들어가지 않았다. 이렇게 되면 목줄이 죄이는 듯한 통증과 함께 목뼈가 천근만근 무겁고 뒷골이 당겨 멍한 상태가 된다. 어깻죽지 부근과 전신이 옥죄어드는 것 같고 온몸이 아파서 운신을 할 수가 없다. 자리에서 일어나면 어지럼증이 오면서 다리도 후들후들 떨린다. 그리고 이미 발가락 괴사도 시작되고 있었다.

박상수 씨 역시 대부분의 당뇨 환자들과 마찬가지로 약을 먹다가 인슐린에 의존하게 되었다. 그가 필자의 병원을 찾아온 것은 당뇨 치료를 위해서가 아니라 약해진 시력 때문이었다. 환자는 보약이라도 먹으면 시력이 회복될까 하는 일말의 희망을 가지고 내원한 것이다.

필자가 맥을 짚어보니 간기능이 항진되어 있었고 시력이 약화돼 있었다. 꾸준히 치료하면 시력도 개선되고 목의 통증과 발가락 괴사도 좋아질 것이라고 했지만 그는 믿지 않는 표정이었다. 거의 20년 동안 당뇨를 앓아온 그는 오랜 투병 생활로 지치고 무력한 상태였기 때문이다. 양의에서도 전혀 치료가 되지 않고 합병증까지 왔는데 한의사가 무얼 알겠느냐 하는 태도였다.

"원장님, 그냥 보약이나 좀 먹고 싶어서 왔으니 아무 소리 마시고 약이나 지어주시요."

그는 무뚝뚝한 어조로 말했다. 필자는 그의 간기능을 복구하는 침을 놓고 보약을 지어주었다. 사흘 후에 내원하라는 필자의 말에 대꾸도 않고 돌아갔다. 다행히도 사흘 후에 필자를 찾아왔고 당뇨 침을 맞기 시작했다.

그런데 한 달 정도 치료를 받아 상태가 상당히 호전되고 있음에도 불구하고 갑자기 발길을 끊고 말았다. 필자 역시 바쁜 일상에 쫓겨 곧 그를 잊었다. 그 후 일 년이 조금 지났을 때 한 남자가 초췌한 얼굴로 목발을 짚고 진료실로 들어섰다. 필자는 충격 때문에 한동안 멍한 상태가 되었다.

박상수 씨의 경우 당뇨는 치료할 수 없다는 일반적인 견해를 믿은 것이 화근이었다. 그가 만약 필자를 신뢰하고 꾸준히 한의 치료를 받았다면 절대 발목을 절단하는 불행은 일어나지 않았을 것이다.

칠순의 김성갑(가명, 남) 노인의 당뇨는 유전적인 것으로 본인은 당뇨라는 것을 전혀 모르고 평생을 살아왔다. 당뇨 환자를 수없이 대했지만 그때처럼 가슴 아팠던 적은 처음이었다. 김 노인은 늘 몸이 피곤하고 나른한 증상을 느꼈지만 농사일이 힘들어 그렇다고만 여겼다. 합병증이 늦게 온 것은 평생을 논과 밭에서 힘든 노동을 하며 산 덕분이었다.

김 노인이 어느 날 논일을 하고 들어오니 거머리에 물린 발가락에서 피가 멈추지 않아 옥도정기로 소독하고 반창고를 붙여 지혈을 시켰다. 당뇨에 걸리면 발을 잘 관리하는 것이 기본이지만 김 노인이 그걸 알 리 없었다. 다음날 아침 일어나려고 하니 발이 퉁퉁 부어 있었고 상처 부위에 노랗게 고름이 맺혀 있었다. 며칠이 지나자 상처 부위가 시커멓게 변하기 시작했다.

얼마 후 병원에서는 김 노인에게 발목 절단 수술을 권했다. 김 노인은 독실한 불교신자로 환생에 대한 절대적인 믿음을 가지고 있었다. 가족들이 강제로 수술날짜까지 잡았지만 김 노인의 고집을 꺾을 수 없었다. 김 노인의 마지막 소망은 사지육신 멀쩡한 몸으로 죽어 저승에서 극락왕생하는 것이었다.

필자가 김 노인을 만났을 때의 상황은 말 그대로 생지옥이었다. 김 노인은 썩어 가는 발로 자리에 누워 겨우 목숨만 연명하고 있었다. 가족들은 차라리 김 노인이 하루라도 빨리 고통을 끝내고 죽기만을 바라는 실정이었다.

서울로 돌아온 필자는 김 노인을 위해 당 조절이 잘 되는 약을 지어 보내는 것뿐이었다. 그 후 김 노인의 소식은 듣지 못했다.

만약 박상수 씨와 김 노인이 한의 치료를 일찍 알았다거나 치료에 적극적으로 협조했다면 그렇게 빨리 고통의 시간을 맞이하지는 않았을 것이다. 좀 더 빨리 적절한 한의 치료를 받았다면 그토록 오랜 세월을 질병의 고통으로 몸을 소진시키지는 않았을 것이다.

당뇨는 판정을 받은 즉시 한의 치료를 받는 것이 좋다.

혈당 수치만 낮추는 당뇨 치료는 종국에는 당뇨발이나 실명 등 합병증을 피할 수 없다. 이에 반해 한의 치료는 오장육부의 개선을 통해 인체가 스스로 치유할 수 있는 자생력을 키워주는 것이 목적이다. 또 스스로 치유하는 과정을 통해 환자는 자신의 몸을 살펴보고 돌보는 좋은 기회로 삼을 수도 있다.

당뇨발 한의 치료 사례 ❷

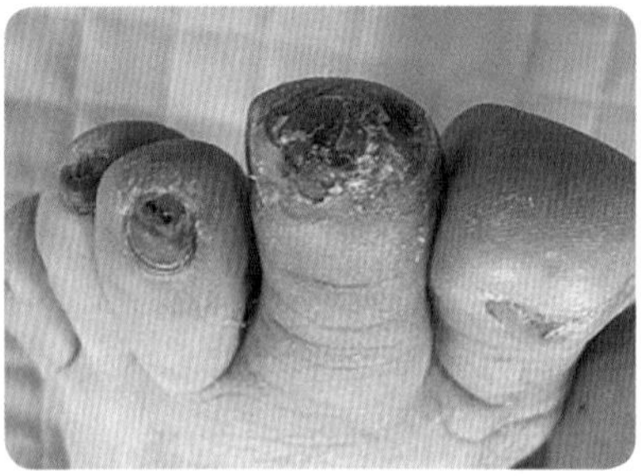

내원 첫째 날 (2008. 10. 2)
괴사 조직 주변에 부종이 있고 딱딱해져서 굳어 있음.

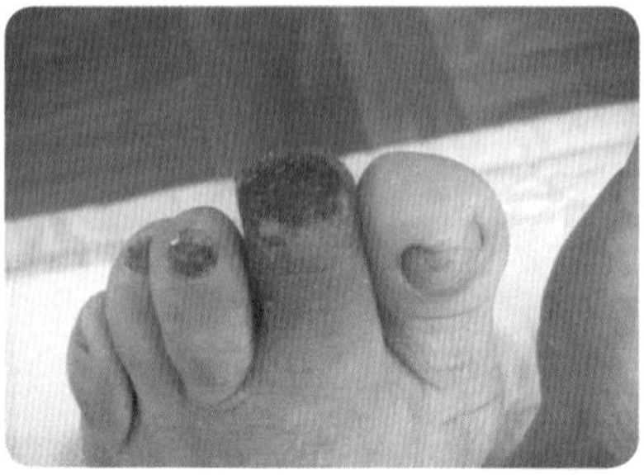

(2008. 10. 22)
괴사 조직이 부드러워지면서 부종이 빠지기 시작함.

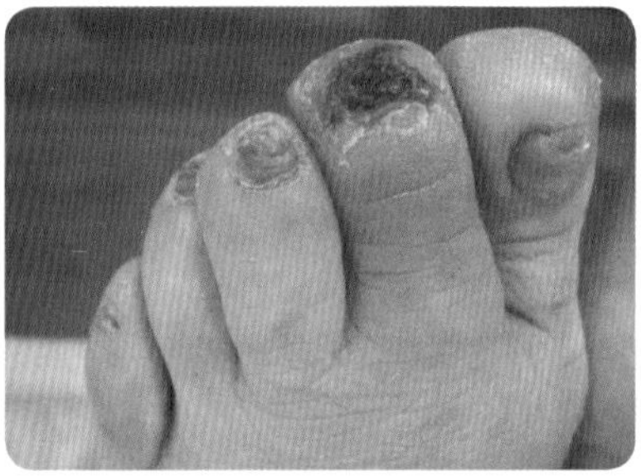

(2008. 11. 07)
괴사 부위가 줄어들면서 탈락되기 시작함.

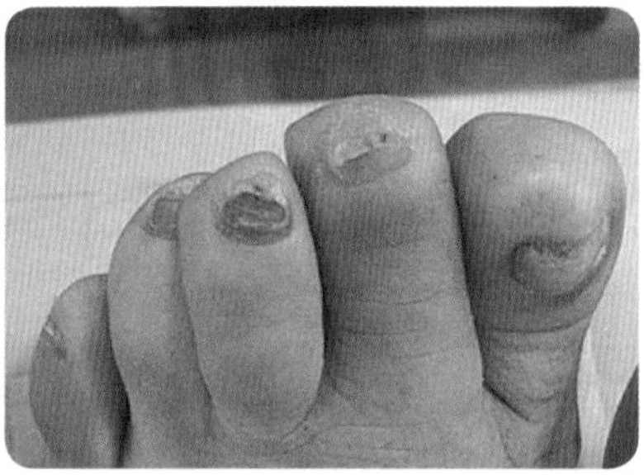

(2009. 03. 20)
괴사 조직이 다 없어지고 발이 깨끗해진 모습.

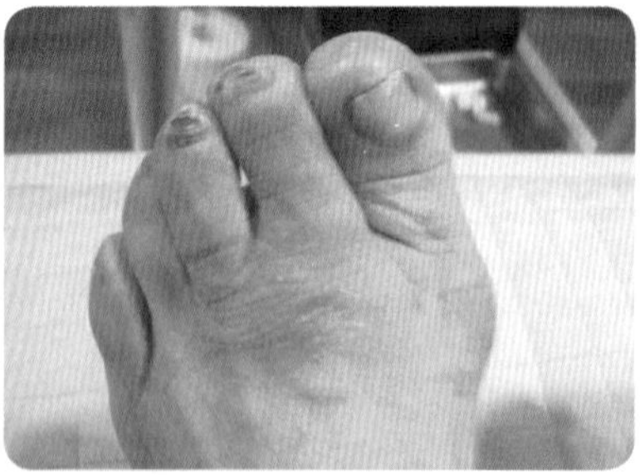

(2009. 10. 20)
정상적으로 완쾌되어 치료가 완료됨.

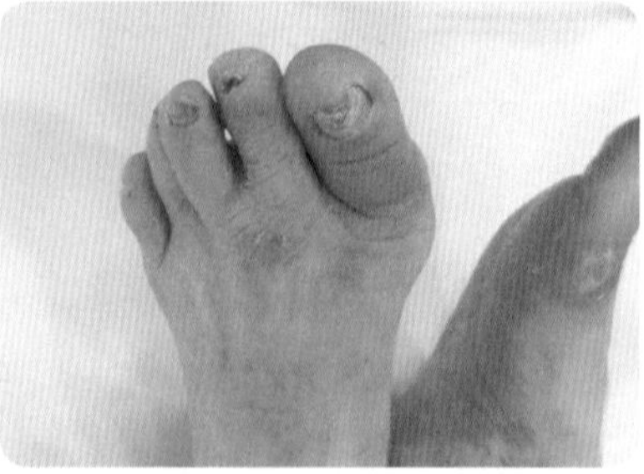

5년 후 내원 날 (2013. 07. 30)
정상인 발을 유지하고 있으며 지속적인 관리 중.

4 합병증으로 온 실명 위기, 한의로 고칠 수 있다

우상철 씨(가명, 남, 63세)는 당뇨에 고혈압 증세가 보였다. 망막 시술을 2번이나 했지만 사물이 뿌옇게 보여 보호자를 동반하지 않고는 외출이 불가능한 상황이었다. 또 스트레스로 인해 간기능도 상당히 항진되어 있었다.

2011년 6월 9일 처음 내원했을 때 그의 당화혈색소는 7.6%였고 식전에 아마릴 1알, 식후에 다이아벡스 1알을 복용하고 있었다.

"우선 복용하던 당뇨약을 모두 끊으실 수 있겠습니까?"

"당뇨만 고칠 수 있다면 무언들 못하겠습니까? 원장님 시키는 대로 다 하겠습니다."

우상철 씨는 다른 당뇨 환자들과는 달리 필자의 말에 순순히 응했다.

몸의 독소를 제거하는 청혈해독요법을 쓰면서 스트레스와 열을 빼주는 침 치료와 약물 치료를 병행했다. 3개월 정도 치료를 하자 간기능이 좋아지면서 시력이 상당히 회복되었고 이젠 사물이 어렴풋이 보일 정도가 되었다.

그가 3개월 치료 후 혼자서 처음으로 내원했을 때의 기쁨에 들뜬 목소리를 필자는 잊을 수 없다.

"원장님, 이제 마누라 도움 없이 버스도 타고 지하철도 타니 사람 구실을 하는 거 같습니다. 진짜 살 것만 같습니다."

한의사로서 가장 보람을 느끼는 순간이었다.

우상철 씨의 회복이 그처럼 빠른 것은 환자 자신의 노력 때문이었다. 그는 시력이 안 좋은데도 불구하고 아파트 계단을 매일 1층에서 15층까지 3번씩 오르내렸다. 건강한 사람일지라도 1층에서 15층까지 오르내리는 것은 매우 힘든 일이다. 그것도 한 번도 아닌 세 번씩 오르내렸으니 대단한 의지가 아닐 수 없다.

환자 자신의 병을 고치겠다는 각오와 의지보다도 더 좋은 치료약은 없다. 필자는 다만 도움을 줄 뿐인지도 모른다. 우상철 씨의 필자에 대한 신뢰와 당뇨를 고치겠다는 의지가 그를 실명의 위기에서 구원한 것이다. 현재 그의 당화혈색소는 6.1%로 떨어졌으며 처음에 20알로 복용하던 당뇨환도 점차로 줄여 3알을 복용 중이다.

김수남 씨(가명, 남, 53세)는 언제부터인가 바이어들과 골프를 치러 가면 필드를 날아가는 흰 골프공이 보이지 않는 것을 느꼈다. 또 당뇨성 혼수로 병원에 입원하는 상황이 되자 이러다 실명하겠구나 하는 두려움에 사업까지 정리하고 운동에 매달렸다. 그가 당뇨 진단을 받았을 때의 혈당은 350 정도였다.

하지만 운동을 열심히 하면서 혈당을 관리한 것에 비하면 그의 혈당은 180~280에서 더 이상 좋아지지 않았다. 내원할 당시 안혼(안구 혼탁 증상)이 있어 안약을 점안하고 있었고 아마릴을 복용 중이며 김수남 씨는 키 165㎝에 51kg의 마른 체구였다. 당뇨를 앓으면서 그의 체중은 더욱 감소되었다고 했다.

그가 필자에게 하소연 반 푸념 반을 섞어 말했다.

"제 키의 정상적인 체중이 63.5kg입니다. 원래 좀 마른 체격이라고 해도 60kg 정도는 나갔었지요. 그런데 51kg까지 빠지니까 사람들이 하루에 피죽 한 그릇도 못 먹고 사냐고 놀리더군요. 농담인 줄 알면서도 그렇게 기분 나쁠 수가 없습니다."

당뇨의 가장 큰 원인을 비만으로 볼 때 김수남 씨가 당뇨라는 것은 다소 이상하게 보일지도 모른다. 정상 체중보다 현저하게 말랐다는 것은 몸 안의 세포가 비정상적 형태로 변형되었기 때문이다. 먹기는 먹되 모조리 대소변으로 빠져버리는 비정상적 대사를 보이고 있다는 것이다. 비정상적인 세포를 정상적인 세포로 바꾸고 올바른 대사로 바로잡는 발효 한약을 복용하게 되면 체중은 표준으로 돌아가고 당 수치는 내려가는 효과를 보게 된다.

김수남 씨가 처음 내원했을 때 갈증과 소변통이 심해 당뇨환을 30알 복용하는 것으로 치료를 시작했다. 발효 한약을 이용한 청혈해독요법과 침 치료, 약물 치료를 병행한 지 일주일 정도 지나자 소변통이 사라지고 나빠지던 시력도 현저히 개선되었다.

14%였던 당화혈색소가 9.0%로 떨어졌고 양약을 완전히 중단하고 당뇨환 30알에서 16알로 떨어트렸다. 평소 심하던 갈증도 거의 해소되면서 그의 몸에는 생기가 돌았으며 목소리에도 기운이 실렸다.

"원장님한테 치료받기 시작하고 나서 두 달이 조금 지나니까 체중이

5kg이나 늘더군요. 그동안 몸무게가 너무 적다보니 기운도 없고 힘도 쓰지 못했지요. 지금은 완전히 정상 체중으로 돌아왔습니다. 체중이 느니까 다리도 저리지 않고 아픈 데가 없어졌어요."

당뇨 환자의 경우 운동만 열심히 한다고 해서 혈당이 내려가는 것이 아니다. 오히려 심한 운동은 당 대사를 방해하는 경우도 있다. 이는 몸의 오장육부의 개선 없이 당 조절에만 신경을 쓰기 때문이다.

당뇨를 완치하고 다시 사업을 시작하고 재기를 다지는 김수남 씨는 필자에게 이렇게 말했다.

"원장님, 지금은 초록빛 잔디 위를 날아가는 골프공이 아주 또렷하게 보입니다."

5 당뇨와 당뇨합병증, 신침과 청혈해독으로 고칠 수 있다

평생 병원이라곤 문턱에도 가본 일이 없는 최석태(가명, 남, 63세) 씨. 어느 날 아침에 일어나려고 하자 사지가 나른하고 기운이 하나도 없었다.

최석태 씨는 몸살이라고만 생각하고 며칠을 그 상태로 보냈다. 그는 젊어서 쌀 한 가마니를 거뜬히 짊어지고 다닐 정도로 건장한 체구에 타고난 건강 체질이었다. 평생 고뿔 한번 앓아 본 일이 없던 그는 아내가 병원에 가보자고 해도 들은 척도 하지 않았다. 하지만 얼마 지나지 않아 자리에서 일어서려는데 갑자기 아찔하면서 눈앞이 캄캄해졌다. 그리고 그런 상태가 오면 한참 누워 있어야 깨어나곤 했다.

그것이 당뇨병성 고혈당으로 인한 혼수상태라는 것을 그나 가족은 전혀 알아채지 못했다. 다만 노쇠 현상이구나 하고는 며칠씩 자리보전을 하곤 했을 뿐이다. 그러던 어느 날 갑자기 구토 증상이 오면서 정신이 몽롱해졌다. 그리고 곧 의식을 잃고 말았다.

응급실로 실려 간 그는 당뇨가 10년 이상 진행되었다는 진단에 기가 막힐 뿐이었다. 의사가 그에게 다그치듯 확인했다.

"시력에는 아무 문제가 없으십니까?"

의사의 말에 그는 날카로운 쇠망치로 뒤통수를 맞는 것처럼 정신이 번쩍 들었다. 최근 들어 길을 걸으면 차바퀴가 둘로 보이기도 하고 신호등의 색을 잘 구별할 수가 없었다.

그의 말에 의사는 청천벽력과도 같은 진단을 내렸다.

"당뇨병성 망막증에 의한 증상으로 보입니다."

그는 하도 기가 막혀 아무 말도 하지 못했다. 의사가 다시 물었다.

"발은 괜찮으십니까?"

"발가락이 따끔따끔하고 한 꺼풀 씌워놓은 것처럼 둔하고 저려 밤에 잘 수가 없었습니다."

"당뇨합병증으로 인한 말초신경염입니다."

"말초신경염이라니 도대체 그게 무슨 병입니까?"

"당뇨로 혈액순환이 되지 않으면서 신경에 장애가 와 얼얼하거나 후끈거리고 칼로 찌르는 듯한 통증이 나타나는 것입니다. 어떻게 이 지경이 되도록 모르실 수가 있습니까?"

그제야 최석태 씨는 그동안 소변 양이 유난히 많고 잦은 요의로 밤에도 몇 번씩 화장실 출입을 했던 일이 떠올랐다. 갈증 때문에 하루에도 수십 번 물을 들이키고 86kg까지 나가던 체중이 자꾸 감소되던 이유도 깨닫게 되었다. 종합검진 결과 혈당은 400, 혈중지방 120, 콜레스테롤 210으로 나왔다.

병원에 며칠 입원했지만 400이던 혈당은 쉽게 떨어지지 않았다. 답답한 마음에 그는 의사가 처방해주는 약을 챙기지도 않고 퇴원하고 말았다.

"살만큼 살았으니 이대로 가자고 하는 오기가 생겼지. 이 나이에 병원은 무슨 병원인가 싶기도 하고 말이야."

필자를 찾아온 최석태 씨가 고집스럽게 내뱉은 말이었다. 그는 의사인 필자가 염두에도 없다는 듯이 다시금 혼잣말처럼 중얼거렸다.

"내가 어릴 때 옆집 아저씨가 당뇨병이었는데 절대 낫지 않고 점점 더 심해지기만 했지. 당뇨는 불치병이야. 문둥병이나 한가지지. 그 아저씨는 결국 다 무릎 아래까지 절단하고 실명까지도 했지. 참 불쌍하게도 살다 갔어."

최석태 씨는 삶의 모든 의욕을 완전히 상실한 상태였다. 가장 큰 이유는 성기능 장애까지 왔기 때문이었다.

당뇨병은 그 자체로는 큰 문제가 없지만 합병증이 나타나게 되면 혈관의 이상으로 발기가 잘 이루어지지 않는다. 혈액 속에 넘쳐나는 당이 혈류장애를 일으키기 때문이다. 혈당치가 높아지면 뇌하수체, 갑상선, 부신(副腎), 성선(性腺) 등의 내분비선에 변화를 가져온다. 그렇게 되면 성선 호르몬의 분비가 줄어들어 남성은 발기부전 증세가 온다. 여성의 경우에는 불임이나 불감증이 나타나기도 한다. 젊은 시절 끊임없이 외도로 아내의 속을 무던히도 썩인 최석태 씨는 죄인이 된 심정이었다.

답답한 마음을 달래 보려고 친구와 함께 등산을 나섰던 그는 아주 큰 낭패를 보게 되었다.

"그때의 일은 제 일생일대의 치욕입니다. 두 번 다시 생각하기도 싫은 일이죠."

당뇨에 걸리면 갈증 때문에 물을 많이 마신다. 따라서 소변을 자주 배출하는 것이 당연하다. 등산지로 정한 유명산 행 고속버스는 무정차 운행이었다. 아무리 참으려 했지만 최석태 씨는 바지에 소변을 지리고 말았다.

그 후로는 장시간 외출할 일이 있을 때면 기저귀를 차야 할 형편이 되었다.

"유명산에 올라갔는데 '왜 내가 이 산에 왔을꼬!' 하는 자괴감이 듭디다. 오줌까지 싸고 온 산이라기엔 너무 평탄한 산이었으니까요. 하다못해 도봉산만 같아도 그냥 산 밑으로 굴렀을 겁니다."

어느 날 아들이 사온 시사 주간지를 읽던 그는 고소를 금치 못했다.

'남자의 성공이란?' 제목의 유머는 그를 두고 비웃는 것만 같았다.

'남자의 성공은 4살에는 속옷에 오줌을 누지 않는 것, 10살에는 친구를 사귀는 것, 20살에는 성생활을 하는 것, 30살에는 돈을 버는 것, 50살에는 자식을 뒷받침해주는 것, 60살에는 성생활을 하는 것, 70살에는 친구

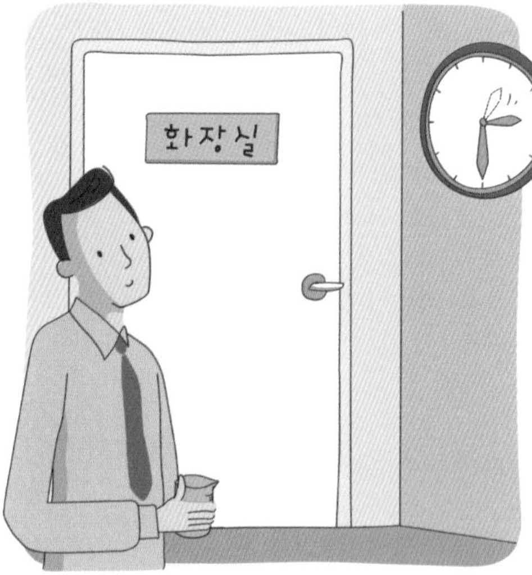

를 사귀는 것, 80살에는 속옷에 오줌을 누지 않는 것.'

최석태 씨는 그만 심사가 뒤틀려 시사 주간지를 구겨 휴지통에 처넣었다.

바로 그날 어떻게든 병을 고치고 말리라는 오기 비슷한 감정이 치밀어 올랐다. 여기저기 수소문해 갖가지 민간요법에 매달렸다. 구기자도 달여서 마셨고 누에 번데기도 달여 먹었다. 녹두 삶은 물도 마셨고 누에똥을 비롯해 뽕나무 뿌리, 달개비 풀, 살구씨, 복숭아씨 등 먹어보지 않은 것이 없었다.

최석태 씨의 경우처럼 당뇨 진단을 받은 대부분의 환자들은 제일 처음 민간요법에 매달리는 경우가 많다. 청국장, 양파, 누에, 영지, 마, 천마, 갈근 등이 주로 민간요법에 사용되는 약재다. 하지만 이러한 민간요법은 질병의 근본 치료가 아닌 보조적 방법론일 뿐이다.

환자들은 다급한 마음에 물에 빠진 사람 지푸라기라도 잡듯 이 사람 저 사람의 말에 기댄다. 심지어는 까마귀 고기를 먹은 환자도 있었다. 까마귀 고기뿐만이 아니다. 관절염을 오래 앓은 환자들은 고양이가 특효약이라는 말에 잡아먹는 일도 다반사다. 민간요법은 잘못 알고 그대로 실행하는 경우 득보다는 실이 더 많다. 병은 소문내라고 하지만 약은 절대 함부로 남용해서는 안 된다.

최석태 씨는 혈당이 쉽게 떨어지지 않자 절망에 빠졌다. 더구나 86kg으로 건장했던 그의 체중이 65kg까지 감소하면서 피골이 상접해진 모습에 가족들은 불안해하며 병원에 입원할 것을 권했다. 하지만 그는 인슐린 주사를 맞을까 하는 생각이 들 때마다 고개를 저었다. 인슐린 주사를 맞게 되면 더 이상 기댈 데가 없다는 생각 때문이었다.

최석태 씨는 마음을 비우고 절을 찾았다. 그곳에서 한 신도에게 필자의 한방병원을 소개받은 것이다. 환자들 대부분이 그렇듯 최석태 씨 역시 필자에게 당뇨를 고칠 수 있느냐고 가장 먼저 물었다. 그리고 필자에게 거의 애원하다시피 했다.

"밤에는 온몸이 쑤셔서 도저히 잠을 잘 수가 없습니다. 밤새도록 엉덩이에서부터 장딴지, 복숭아뼈가 따끔따끔 쑤시는데 차라리 죽는 게 낫지, 이렇게 살아서 뭐하나 싶어요. 제발 저를 좀 살려주세요. 선생님."

최석태 씨가 2005년 9월 내원했을 때의 혈당은 거의 420까지 올라가 있었다. 잘못된 민간요법과 스트레스로 인해 매우 위험한 상태였다.

최석태 씨는 과식에 운동 부족이 가장 큰 원인이었다. 그는 거의 매일 육식을 즐겼다. 삼겹살은 보통 2인분을 거뜬히 해치웠다. 또 족발을 좋아해 막걸리와 자주 먹곤 했다. 당연한 결과였지만 열량 과다와 운동 부족으로 인한 제2형 당뇨였다.

유전이나 자가 면역성 반응에 의한 제1형 당뇨가 아닌 것이 불행 중 다행이라면 다행이었다. 하지만 평소의 나쁜 생활습관으로 당뇨가 발병된 경우에다가 더구나 양약을 한 번도 쓰지 않은 상태라 치료가 수월했다.

먼저 잘못된 식습관을 개선하면서 발효 한약을 써서 대소변으로 체내 독소를 배출하게 했다. 발효 한약이 체내에 들어가자 과부하가 걸렸던 장이 요동을 치면서 부글부글 끓는 현상이 나타나고 많은 대변이 쏟아져 나왔다. 몸이 재생하는 호전반응을 보이자 한약 복용과 함께 침 치료를 병행했다.

세 번의 침 치료에 드디어 혈당이 안정되기 시작했다. 효소식 2끼와 일반 식사 1끼때 당뇨환을 함께 먹으며 치료에 임했다. 그러자 보름 후부터 발가락의 따끔따끔하던 증상이 호전되었다. 또한 피로하거나 스트레스시 항상 당기던 뒷목 통증도 거의 사라졌으며 얼굴색이 맑아지면서 만성피로도 없어진 것도 확인할 수 있었다.

치료를 시작한 지 한 달 정도 지나자 혈당이 180 전후로 안정되었고 3개월 치료 후에는 식후혈당이 항상 160이하로 떨어졌다. 당뇨환도 처음의 20알에서 18알, 14알로 줄어들어 1년 정도가 경과하자 5알로 줄어들었다.

"의사 양반, 이 나이에 이런 말하기 좀 민망하지만 병만 나으면 마누라 데리고 여기저기 여행 다닐 거요. 그동안은 나만 위하고 살아왔어. 죽기 전에 그동안 고생시킨 마누라 호강 한번 시켜주고 갈 거요."

치료를 받으러 올 때마다 항상 대동하는 최석태 씨의 아내는 남편을 바라보며 그저 미소만 지었다.

6 창조의학 시대, 아주 심한 당뇨병도 오라, 의성한방으로

병을 발견했을 때 어떤 치료를 선택하느냐 하는 것은 전적으로 환자의 몫이다. 필자에게 치료를 받다가 중단하고 발가락이나 발목을 절단하고 다시 찾아오는 환자를 보면 무척 가슴이 아프다.

이종철 씨의 경우 양의에서 발가락을 절단하라는 진단을 받았지만 필자를 찾아와 한의 치료를 받음으로써 완치된 좋은 케이스다. 당뇨병으로 인해 발목을 절단하거나 실명이 되기까지는 보통 10년 이상의 긴 시간이 흐른다. 하지만 그 기간 동안 환자 자신은 아무런 자각증상도 느끼지 못한다. 당뇨를 '침묵의 살인자'라고 부르는 것도 그 때문이다.

당뇨병은 췌장에 문제가 생겨 인슐린을 만들어내지 못하거나 제대로 활용되지 못하는 병이다. 또 인슐린이 충분히 분비가 된다 해도 제기능을 하지 못해 혈당이 계속 높은 상태를 말한다.

당이 혈액 속에 남아 있으면 맑고 깨끗해야 할 혈액이 탁해지고 끈적끈적해진다. 탁해진 혈액의 찌꺼기는 혈관 벽에 달라붙어 혈관을 좁게 만들고 그렇게 되면 혈액순환에 문제가 생겨 각종 합병증이 나타난다.

2013년 국제 당뇨 연맹이 발표한 자료에 따르면 세계 20세 이상 성인의 8.3%인 3억7,000만 명이 당뇨 환자라고 한다. 그리고 2030년에 이르면 지금보다 49% 증가한 5억5,000만 명에 달할 것이라고 덧붙였다. 우리나라 또한 당뇨 인구가 500만 명에 이른다고 보고되고 있는데 이것은 곧 국민 10명당 1명꼴로 당뇨로 고통을 받고 있다는 얘기다.

대한당뇨학회는 '향후 10년 내 국민의 4분의 1 이상이 당뇨로 인해 피해를 입는 당뇨 대란이 올 것'이라고 예측했다. '당뇨 대란'이란 말은 당뇨에 대한 심각한 경고다. 실제로 30세 이상 성인의 당뇨 환자 비율은 1971년의 1.5퍼센트에서 93년에는 9.1퍼센트로 나타났다. 불과 20년 사이에 60배가 늘어난 것이다.

당뇨 사망률도 10만 명당 1983년 4.3명에서 2000년 22.6명으로 다섯 배 가까이 늘어났다. 이러한 통계로 볼 때 당뇨 대란은 머지않아 현실로 나타날 수 있다. 당뇨병에 대한 역학 조사 결과 국내 당뇨 환자 중 자신이 당뇨병이라고 알고 있는 환자는 3분의 1 정도였다.

문제는 이처럼 위험한 당뇨가 합병증이 나타나기까지는 환자 본인은 물론이고 의사도 잘 알아차리지 못한다는 데 있다. 당뇨가 상당히 진행된 다음에야 비로소 알게 되는 경우가 대부분인 것이다. 조금이라도 일찍 당뇨라는 것을 알 수 있다면 치료도 쉽고 합병증도 미리 예방할 수 있을 것이다. 따라서 성인이라면 정기적으로 당뇨 검진을 받는 것이 필수다.

통계청의 발표에 따르면 우리나라의 당뇨병 환자 수는 1990년대부터 급격하게 늘어나기 시작했다. 한국인의 사망 원인 2위와 3위를 차지하는 뇌졸중과 심장병도 원인을 거슬러 올라가면 당뇨와 만난다.

국내의 당뇨병 환자가 급격히 증가한 것은 생활습관의 변화에서 기인한다. 생활양식의 변화로 열량의 과다 섭취와 운동 부족, 극심한 스트레스가 그 원인이라 할 수 있다. 지금까지 국내 어린이 당뇨 환자의 대부분은 유전으로 인한 제1형 당뇨인 인슐린 의존형이었다. 하지만 서구적 식생활의 변화로 성인에게서 나타나는 제2형 당뇨인 인슐린 비의존형 당뇨가 어린이 층에서도 늘고 있는 실정이다.

한국 사회에서 이처럼 당뇨가 증가한 원인은 무엇일까? 어느 의사는 그 원인을 '당뇨를 유발하는 사회'의 탓으로 진단했다.

현대의 문명은 인간에게 편리한 생활을 가져왔다. 대신 운동 부족으로 인한 영양의 과잉 상태로 병은 더 많아질 수밖에 없다. 과잉 축적된 영양은 혈액 속에 요산을 넘치게 해 통풍의 한 원인이 된다. 또한 혈액 속에 당분이 많아져 당뇨병을 발생하게 한다.

3대 생활습관병인 암, 동맥경화(뇌졸중, 심근경색), 당뇨병을 비롯하여 통풍, 지방간 등 각종 질병은 모두 과식이 가장 큰 원인이라고 할 수 있다.

자가용이 생기면서 주말이면 레저와 좋은 음식을 찾아다니는 것이 한 풍토가 되었다. 전국 어디를 가나 맛집 열풍이다. 자가용뿐만 아니라 엘리베이터와 에스컬레이터로 움직이다 보니 현대인은 운동 부족으로 인한 열량 과잉일 수밖에 없다.

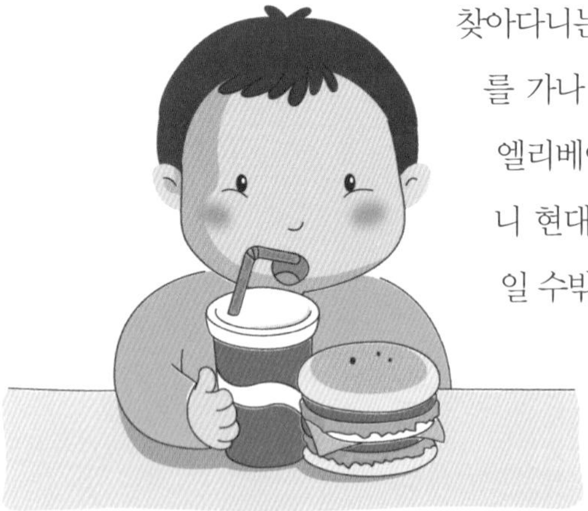

한마디로 현대인의 생활은 편안함 그 자체다. 헬스클럽이다 골프다 하지만 운동이 끝난

후에는 그만큼 또 고열량의 음식을 섭취한다. 그래서 췌장은 감당하기 어려울 정도로 많은 혈당을 처리해야 하고 혹사당한 췌장이 제기능을 잃게 되는 것은 당연한 결과다.

무엇보다 당뇨의 가장 큰 적은 스트레스라 할 수 있다. 스트레스는 현대인을 괴롭히는 가장 큰 요인이다. 현대인은 황금 만능주의와 출세 지상주의로 인해 늘 경쟁 의식 속에서 위기감에 시달릴 수밖에 없다. 이 두 가지는 현대사회의 가장 큰 병폐로 당뇨를 유발하는 숨은 원인이라고 할 수 있다.

필자에게 치료를 받는 어느 환자는 공직에서 물러나고 나서 혈당이 떨어졌다.

김홍수(남, 가명, 59세) 씨는 수년 간 앓은 당뇨를 고치기 위해 정년퇴직을 불과 1년 앞두고 퇴직한 경우다. 필자의 한방병원을 내원한 그는 다짜고짜 따지듯이 물었다.

"원장님, 제가 치료를 받으면 몸이 정상으로 돌아오겠습니까? 그렇다면 저는 공무원이고 뭐고 다 미련 없이 내려놓을 겁니다. 제 병을 고치는 것이 중요하지, 공무원 1년 더 한다고 누가 표창장 주는 것도 아니지 않습니까?"

김홍수 씨는 매우 절박했다. 그의 누님 역시 평생 당뇨를 앓는 것을 보아 그의 당뇨는 가족력에 의한 유전적인 것이었다. 그 때문에 더욱더 당뇨합병증에 대한 큰 두려움을 가지고 있었다. 그렇지 않았다면 그가 직장까지 포기하며 청혈해독프로그램에 참가하려는 결심조차 하지 않았을지도 모른다.

김홍수 씨는 이미 췌장의 기능 저하로 인슐린 분비가 잘 안 되고 있었다. 때문에 그는 매일 아침 인슐린 주사를 맞지 않으면 안 되는 상황이었다. 자신의 손으로 배에 인슐린 주사기를 꽂아보지 않는 사람은 절대 그 심정을 이해할 수 없을 것이다.

그는 2000년부터 관상동맥 폐색으로 시술을 총 4번이나 받았고 당뇨로 인한 순환 장애로 매일 두통에 시달리고 밤에는 자다가 3~4회 정도 일어나 소변을 보아야만 했다.

필자는 정년을 1년 앞당겨 퇴직할 정도로 적극적으로 당뇨에서 해방되려는 그에게 이렇게 충고했다.

"저는 단지 치료를 도와줄 뿐 병을 고치는 것은 전적으로 선생님의 의지입니다. 좋은 의사는 환자가 만든다는 말도 있지 않습니까? 선생님의 굳은 각오라면 반드시 당뇨를 고칠 것입니다."

필자의 말에 김홍수 씨의 얼굴에 화색이 돌았다.

"아이고. 원장님, 당뇨만 고쳐주신다면 뭐든 시키는 대로 하겠습니다."

"절대 지금의 초심을 잃으시면 안 됩니다. 이제부터 저를 믿고 제가 하자는 대로 따라오시기만 하면 됩니다."

청혈해독요법의 핵심은 약물에 의존하지 않고 스스로 자생력을 키우는 것이다. 맨 처음 단계는 지금까지 복용했던 당뇨약과 혈압약 등을 가급적 줄이거나 끊는 것이다. 대개의 환자들은 당뇨약과 인슐린을 끊으라고 하면 불안에 떨기 마련이다. 양약을 끊으면 금방이라도 죽을 것 같은 두려움에 사로잡히는 것이다. 하지만 김홍수 씨는 필자가 시키는 대로 당뇨약을 과감히 끊었다.

그리고 효소식을 하면서 소금방에서 매일 땀을 뺀 결과 불과 이틀 만

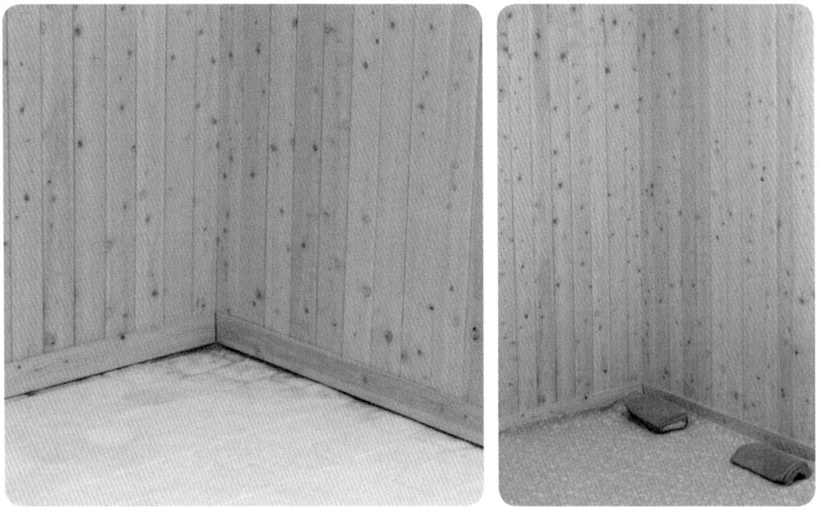

소금으로 바닥을 깔고 편백나무로 벽을 만들어 면역력을 길러주는 큰 소금방

에 몸무게가 2.4kg 감량 되었다. 그리고 밤에 소변을 보러 3~4번 정도 일어나던 것이 1번 정도로 줄어들었다. 또한 숙면을 취하게 되면서 그를 괴롭히던 두통도 완화되기 시작했다. 이렇게 몸이 변화되면서 혈당 또한 안정화되기 시작해 식후 2시간 혈당이 250에서 160정도로 안정되었다.

김홍수 씨는 누구보다 열심히 치료에 임했다. 그 결과 20일 만에 몸무게가 5kg 정도 감량 된 65.8kg이 되었다. 하지만 평소 식탐도 많아 과일도 좋아했기 때문에 초기 치료가 지난 2개월부터는 다른 환자들에 비해 당화 혈색소가 빠른 속도로 떨어지지는 않았다. 또 지나치게 빵이나 떡을 좋아해서 필자 몰래 그것들을 먹기도 했다. 그 뿐만 아니라 사람을 좋아해서 회식에서 고기 등의 안주를 푸짐하게 먹고 술까지 마셨다. 그러자 식전 혈당이 다시 138로, 식후 혈당이 237로 증가했다.

필자는 그에게 단단히 주의를 주었다.

"선생님. 병을 고치려고 직장을 그만두신 것 아닙니까? 당뇨를 고치겠다는 그 초심은 어디로 갔습니까?"

김홍수 씨는 머리를 긁적이며 변명했다.

"딱 한 번만, 이번 한 번만 한 것이 그만. 죄송합니다. 원장님."

"선생님. 배가 고프기 시작해야 몸 안에 있는 필요 없는 것들을 쓰기 시작해 치료가 된다는 사실을 제가 누누이 설명하지 않았습니까? 먹고 싶은 대로 다 먹고 어떻게 당뇨를 고치겠습니까?"

필자는 그에게 당화혈색소가 10,3%에서 두 달 치료 후 6,8%까지 떨어진 환자의 경우를 들려주었다.

"이 환자는 매우 치료가 잘 되고 있습니다. 선생님의 목표 역시 당화혈색소 6%대 아닙니까?"

필자의 말에 그가 고개를 떨구었다.

"제가 그동안 방심했습니다. 다시 초심으로 돌아가겠습니다."

그는 필자의 단단한 다짐을 받고 귀가했다. 그리고 좋아하는 빵과 떡을 완전히 끊고 회식도 완전히 끊었다. 또 하루 한 끼는 된장찌개에 현미밥, 야채 위주의 식사를 하면서 청혈해독요법을 계속 진행했다. 3개월이 지나면서 그의 당화혈색소 수치가 처음의 8,5%에서 7,1%로 떨어졌다. 하지만 그의 목표인 6% 대까지 떨어지려면 아직 시간이 더 필요했다.

당뇨병 환자가 당화혈색소 수치를 정상범위 아래로 떨어뜨리기가 힘들다고 말하지만 그것은 환자가 생활하기에 달려있다. 가장 중요한 것은 병을 고치려는 환자의 의지다. 그리고 그것을 도와주는 것이 청혈해독요법이다.

치료를 시작한 지 만 6개월이 지나자 드디어 그의 당화혈색소가 6.2%로 떨어졌다. 효소식과 땀 배출로 인해 몸이 정화되면서 몸무게가 70.4kg에서 7.1kg 감량한 63.3kg이 되었고 체지방이 녹아내리면서 혈액이 맑아지고 췌장 기능이 정상화 되면서 당화혈색소가 안정된 것이다.

김홍수 씨는 꾸준한 치료한 결과 당화혈색소를 6% 대까지 떨어뜨린다는 자신의 목표를 달성했다. 또한 얼굴이 맑아지고 혈색도 좋아져서 십 년은 더 젊어 보였다.

이것은 그를 끊임없이 괴롭히던 업무 스트레스에서 탈출하고 적극적으로 치료에 임했기 때문에 얻은 결과라고 할 수 있다. 스트레스는 당뇨의 가장 큰 적이다. 김홍수 씨는 과감한 결정과 노력으로 비로소 당뇨합병증과 인슐린의 공포에서 완전히 해방될 수 있었다.

당뇨가 '침묵의 살인자'임에는 틀림없다. 하지만 당뇨를 잘 관리하면 오히려 건강인보다 더 오래 장수할 수 있다. 이는 자신의 병을 파악하고 몸에 관심을 기울이며 그만큼 철저하게 건강을 관리하기 때문이다.

치료사례

01

발목 절단을 코앞에 두고 만난 발효 한약의 힘

박춘수(가명, 남, 74세) 할아버지는 왼쪽 발가락에 생긴 상처가 아물지 않고 괴사가 진행되자 병원을 찾았다가 당뇨병이란 것을 알게 되었다. 발가락에 괴사가 너무 심해 의사의 권유대로 발가락을 잘랐지만 두 달이 지나도록 수술 부위가 아물지 않고 발등까지 퉁퉁 부어오르면서 괴사가 더 진행되었다.

그런 할아버지에게 의사는 청천벽력과도 같은 선고를 내렸다.

"발가락에서 시작된 염증이 너무 많이 올라 왔습니다. 하루라도 빨리 발목을 절단하지 않으면, 염증이 무릎까지 올라와 생명이 위험할 수도 있습니다."

발가락 하나만 자르면 괜찮을 줄 알았는데 발목까지 절단해야 한다는 소리를 듣자 할아버지는 하늘이 무너져 내리는 것 같았다. 할아버지는 병원 환자복을 입은 채로 할머니가 미는 휠체어에 의지해 한방병원을 찾아왔다.

"그냥 죽어버리고만 싶습니다. 더는 병원비도 감당 못하겠고 이제 그만 죽는다 해도 살 만큼 살았으니 여한이 없습니다."

필자에게 하소연하는 할아버지 눈가에 눈물이 그렁그렁 맺혔다. 검진을 해보니 당화혈색소 7.1%에 현저한 체중감소, 부정맥과 협심증 증세가 심해 심근경색이 염려되는 상태였다. 그리고 갖가지 합병증으로 대소변조차 제대로 못보고 있었다.

먹고 자고 배설하는 것은 인간의 삶의 기본 조건이다. 그런데 아무리 화장실에 앉아 있어도 대소변이 제대로 나오지 않으니 그 고통은 이루 말할 수 없는 것이다. 할아버지는 그동안 혈당 강하제와 심장약을 비롯한 18가지 양약을 복용 중이었다. 필자는 우선 심장약을 제외한 모든 약을 끊고 청혈해독프로그램을 권했다.

"선생님, 정말 약을 끊어도 괜찮을까요? 약을 끊으면 발이 더 썩는 것은 아닐까요?"

당뇨 환자들은 대부분 양약을 끊고 한의 치료를 시작하자고 하면 겁부터 먹는다. 청혈해독프로그램은 몸 전체를 청소하고 식이요법을 중시하기 때문에 혈당이 올라갈 일이 없다. 오히려 혈액이 맑아지면서 약에 의존하지 않아도 된다.

할아버지는 치료에 적극적으로 임한다면 발목을 안 잘라도 된다는 필자의 말에 희망을 품게 되었다. 그래서 바로 그날로 심장약을 제외한 모든 양약을 끊었다. 그리고 청혈해독프로그램을 하면서 일반 식사 때만 당뇨환을 복용했다. 또 치료 초기에는 매일 신침 치료와 온열 치료를 받고 괴사 부위에 약물로 족욕을 하고 연고도 발랐다. 정성으로 하루 세 번 발효 한약을 잊지 않고 열심히 복용하고 식이요법도 잘 지켰다.

발효 한약 복용 후 바로 이틀 째부터 이뇨제와 변비 치료약으로도 해결되지 않던 대소변을 시원하게 보기 시작했다. 치료 열흘 쯤 지나자 내원한 할아버지의 얼굴에 혈색이 돌았고 할아버지도 밝은 미소를 되찾았다.

할아버지는 병원에 입원해 있는 동안 비위 기능 손상으로 마치 입덧하는 것처럼 밥 냄새만 맡아도 구역질이 올라와 식사 시간이면 병실을 피해야 했다. 하지만 이제는 배고픔을 느끼고 수 개월 만에 밥을 먹고 싶다는 생각을 하게 되었다.

"선생님, 소변도 시원하고 변비도 없어지고 뱃속도 편안해진 게 아주 좋습니다. 그런데 배가 너무 고파요."

이때 기름지거나 맵고 짠 음식을 먹어 몸에 무리를 주지 말아야 한다. 효소식을 하면서 심한 허기와 어지러움을 느낄 때는 두부나 맑은 된장국, 토마토로 허기를 달래는 것이 좋다.

한 달 정도 지나니 발가락의 감각이 살아나기 시작하면서 아픔을 호소했다. 통증이 심할 때마다 할아버지는 할머니를 지팡이로 때리려 들고 목을 매 죽겠다는 등 과격한 행동을 보이기도 했다. 필자가 발을 살펴보니 딱지가 부드러워지면서 새살이 올라오는 것이 보였다.

"할아버지, 이제 됐습니다. 새살이 올라오느라고 아픈 것이니 조금만 참으세요."

필자의 말에 할아버지는 자신의 거친 행동을 후회하고 더욱 열심히 치료에 임했다.

발효 한약, 신침요법, 약물족욕, 온열치료를 병행한 지 한 달 만에 할아버지는 휠체어를 버리고 지팡이를 짚고 걸을 만큼 상태가 호전되었다. 당화혈색소도 6.6%로 떨어지는 효과를 보았다. 치료 2개월째에 들어서자 갑자기 발뒤꿈치에 상처가 새로 생기고 발가락도 검게 변하면서 더 악화되는 듯했다. 하지만 이것은 인체가 정화되는 과정에서 일시적으로 나타나는 호전반응의 하나다.

이렇게 한 고비를 넘긴 후에 3개월의 시간이 흐르면서 괴사가 진행되던 왼발이 거의 완치 수준으로 좋아졌다. 오른발도 새살이 올라오면서 상처 딱지가 떨어져 나갔다. 6개월 후에는 완전히 정상인의 발처럼 회복이 되어 할아버지는 포천에서 서울까지 혼자 버스를 타고 오시면서 관리하고 계신다. 무엇보다 할머니에게 거칠게 대했던 행동을 후회하며 집안 청소도 하고 시장도 보아다 주며 삶의 새로운 행복을 찾고 있다.

대부분 당뇨발이 진행되면 수술을 바로 하는 것이 낫지 한약과 침 치료가 무슨 소용이 있느냐고 묻는다. 하지만 괴사가 진행되는 발에 안에서 새살이 올라오게 하지 않고 자르거나 소독과 연고약만 바르는 것은 근본은 고치지 않고 겉만 덮어놓는 미봉책이다.

이제 박춘수 할아버지는 대기실에 들어설 때부터 밝은 목소리로 인사하고 다른 환자들에게 용기와 희망을 보여 주고 있다.

"병원에서 하자는 대로 잘 따라하세요. 그러면 나처럼 발가락을 안 잘라도 살 수 있어요. 여기 원장님이 제 목숨 살려준 은인입니다."

당뇨발 한의 치료 사례 ❸

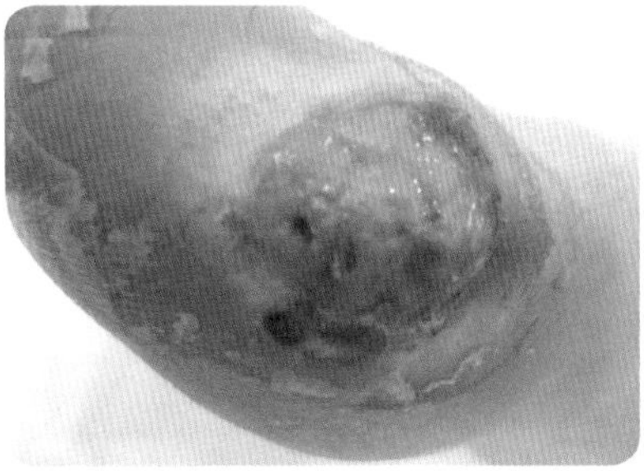

내원 첫째 날 (2013. 02. 3)
괴사 부위에 염증이 심하고 역한 냄새가 나면서 괴사가 진행되고 있는 상태.

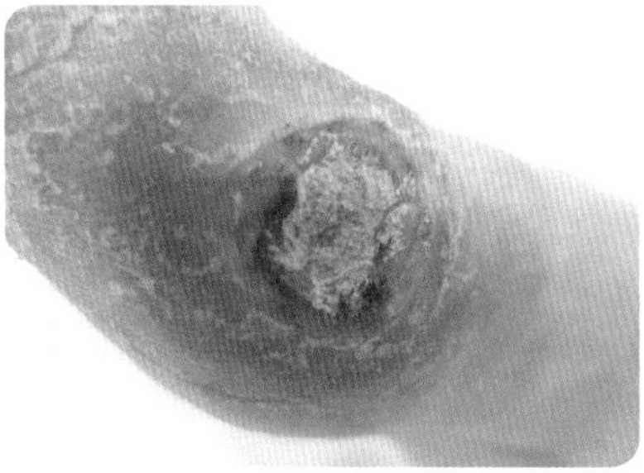

두 번째 내원 날 (2013. 02. 26)
염증 때문에 생겼던 농이 없어지면서 부종이 사라졌음.

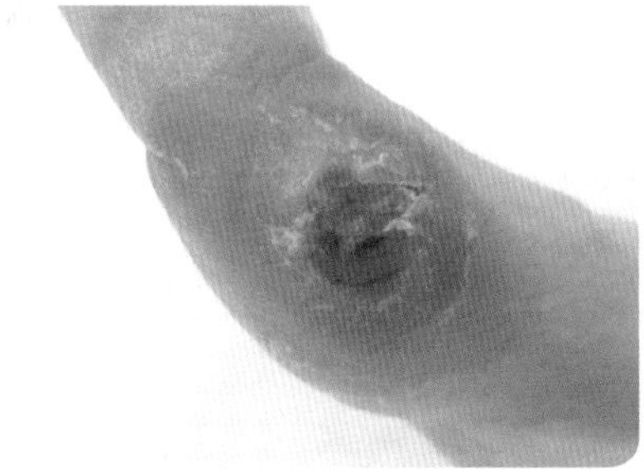

세 번째 내원 날 (2013. 03. 15)
염증이 없어지고 괴사 조직에 새로운 조직이 생겨 표피가 덮어지고 있음.

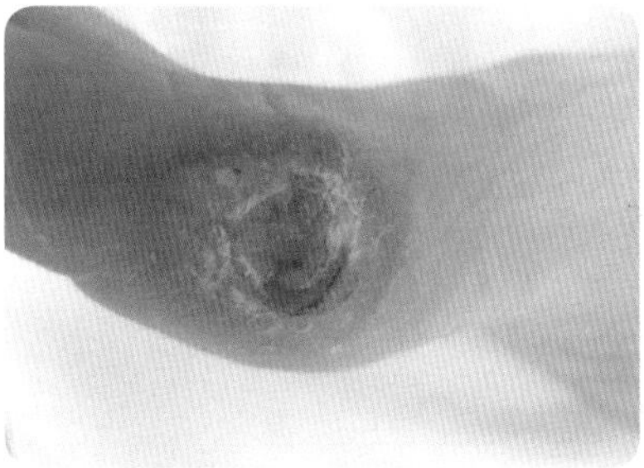

네 번째 내원 날 (2013. 03. 25)
새로운 살이 괴사 때문에 패였던 부분을 채워주고 있음.

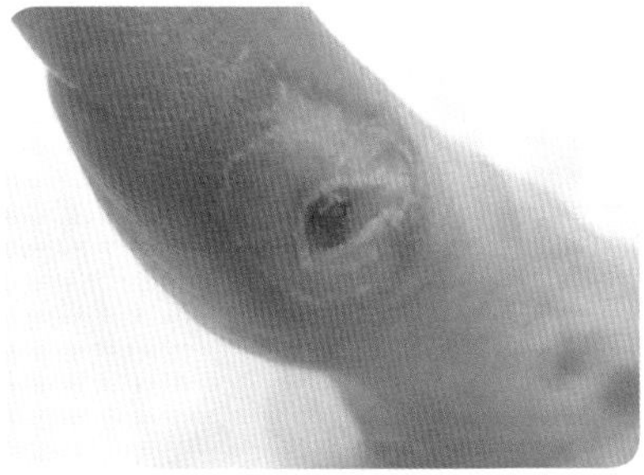

3개월 후 내원 날 (2013. 04. 5)
괴사 조직은 모두 탈락되었고 새로운 피부까지 생기면서 90% 치료된 상태.

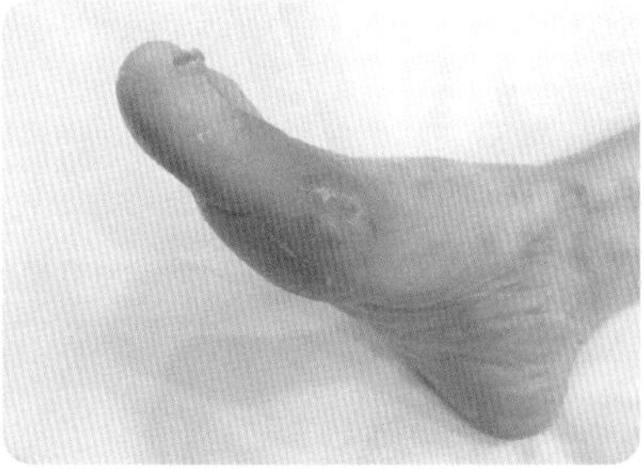

6개월 후 내원 날 (2013. 07. 30)
괴사 되었던 부위가 안전히 치료됨.

'적을 알고 나를 알면 백전백승'이란 말이 있다. 질병도 마찬가지다. 다리 절단부터 죽음까지 불러오는 당뇨, 그 자체를 알고 다가서야 우리는 병을 다스릴 수 있다. 당뇨는 흔히 '침묵의 살인자' '천형'이라며 두려워하지만 실상을 알고 제대로 살핀다면 건강을 지키는 바로미터로 변하게 할 수 있다.

PART 1

PART 2

PART 3

PART 4

PART 5

PART 2

성인병 · 당뇨합병증, 왜 무서운가?

1 내 몸 세포들의 반란, 당뇨의 원인을 찾아라

당뇨란 혈액 속에 포도당(혈당)이 비정상적으로 높은 상태를 말한다. '당뇨(糖尿)'라는 말의 의미는 당(糖: 달다), 뇨(尿: 오줌) 즉 오줌이 달다고 해서 붙여진 이름이다.

한의에서는 당뇨를 소갈(消渴)이라 부른다. 소(消)란 태운다는 뜻으로 '불로는 무엇이나 삶거나 태울 수 있다'는 것과 같다. 갈(渴)이란 구갈인음(口渴引飮: 갈증이 생겨 물이 당긴다)으로 입이 마르다는 표현이다. 즉, 소갈이란 당뇨병을 포괄하는 만성 소모성 질환이라 할 수 있다.

한의에서는 당뇨의 원인을 '화(火)'로 본다.

'오장육부에는 다 진액이 있다. 몸속에 열기가 있으면 진액이 줄어들기 때문에 갈증이 난다'고 해서 열(熱)로 인한 병리변화를 주요 병인으로 삼는다. 당뇨의 원인이 되는 '화(火)'는 몸속에 조(燥)와 열(熱)을 가져온다. 화로 인한 조와 열은 몸속의 피를 탁하게 만드는 가장 큰 원인이다.

양의에서는 당뇨의 원인을 찾을 때 인슐린의 분비 및 작용에 문제가 생긴 것에서 출발한다. 자동차에 휘발유를 주입해야 달리는 것처럼 인체도 에너지를 섭취해야 힘을 쓸 수 있다. 사람의 대표적인 에너지원인 포도당은 날마다 먹는 밥에 들어있는 탄수화물이 분해되어 만들어진다. 포도당이 우리 몸에서 에너지화 되려면 인슐린이 필요한데 인슐린이 혈액 속의 포도당을 세포 속으로 운반해야만 포도당은 에너지로 변할 수 있다.

인슐린은 췌장에서 분비되는데 당뇨병이란 인슐린의 분비가 적거나 분비된다고 해도 제대로 활용되지 못하는 상태이다. 당뇨병을 양의에서는 크게 다음과 같이 분류한다.

제1형 당뇨병 (인슐린 의존형)

바이러스 감염, 유전적, 환경적, 자가 면역성 반응 등에 의해 인슐린을 분비하는 췌장의 베타 세포가 감소되거나 파괴되어 인슐린 분비가 부족하거나 인슐린 분비 능력이 거의 없어져 생긴다. 어린이와 청소년에게서 많이 발생하며 당뇨병 환자의 10%가 제1형 당뇨다.

인슐린 부족으로 포도당 작용이 원활하지 않게 되면 혈액 속에 포도당과 지방산이 축적되면서 삼투압이 증가해 선천성 대사질환인 산혈증이 발생할 수도 있다.

혈당이 높아지면 다음(多飮), 다뇨(多尿), 체중 감소 현상이 나타난다. 제1형 당뇨의 치료법은 인슐린에 의존하고 있는 실정인데 인슐린이 발명되기 전까지는 수많은 어린이들이 제1형 당뇨로 목숨을 잃었다.

제2형 당뇨병 (인슐린 비의존형)

췌장의 베타 세포에서 인슐린이 분비되기는 하지만 원활하지 않은 경우에 발생한다. 인슐린의 양이 적거나 아니면 저항성이 있어 그 기능이 떨어져 세포가 포도당을 효과적으로 연소하지 못하는 경우로 다른 말로는 '대사증후군'이라고도 한다.

우리나라 당뇨 환자의 90%가 제2형 당뇨에 속하며 고혈당을 나타내지만 인슐린을 공급할 필요는 없다. 주로 20~30세 이후에 발생해 성인형 당뇨병이라고 한다.

임신성 당뇨병

임신성 당뇨는 출산 후 증상이 없어진다. 임신 중 고혈당이 계속되면 임산부뿐 아니라 태아까지 위험한 상태에 이를 수 있다. 임산부의 공복혈당이 105 이상, 식후 2시간 120 이상인 경우에는 치료를 해야 한다.

기타 당뇨병

제1형 당뇨나 제2형 당뇨처럼 인슐린에 문제가 있어서 나타나는 것이 아니라 다른 질병 때문에 초래되는 당뇨병을 말한다. 췌장염, 췌장암, 췌장 절제 등으로 당뇨병이 발생할 수가 있다. 그 외 갑상선 기능 항진증, 부신 피질 기능 항진증, 성장호르몬과다증, 카테콜아민 과다증 등이 있다.

당뇨병을 일으키는 유전적 요인과 환경적 요인은 다음과 같다.

당뇨병을 일으키는 유전적 요인

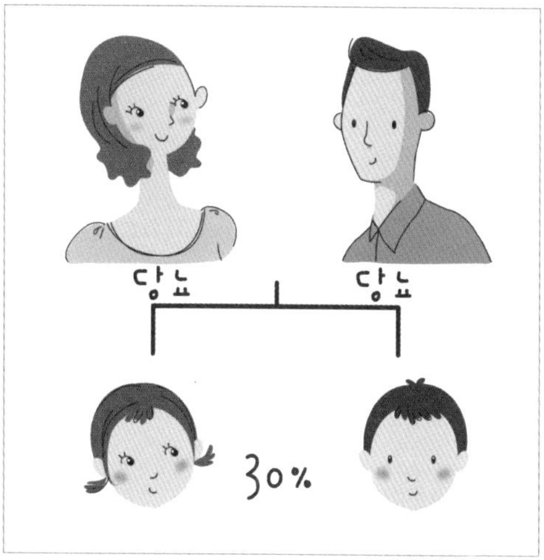

명확히 밝혀지지 않았지만 당뇨병의 원인은 유전적 요인이 가장 크게 작용한다고 보면 된다. 췌장의 베타 세포의 유전적 문제, 인슐린 분비에 작용하는 인슐린 수용체의 유전적 결함, 그리고 인슐린 작용력을 감소시키는 유전자를 가지고 있는 경우를 들 수 있다. 이러한 유전적 요인에 비만, 스트레스, 운동 부족, 약물 등의 환경적 요인이 작용해서 발병하게 된다.

부모가 모두 당뇨인 경우 자녀가 당뇨에 걸릴 확률은 30퍼센트, 한 사람만 당뇨인 경우 15퍼센트 정도로 본다.

당뇨를 일으키는 환경적인 요인

현대사회는 문명화로 인한 신체활동의 감소로 열량이 남아돌아 각종 성인병이 급증하고 있다. 인슐린 비의존형인 제2형 당뇨는 생활습관의 잘못으로 생기는 대표적인 질환 중 하나다.

우리 몸에서 열량이 남아돌면 인슐린 분비량이 증가된다. 이에 따라 췌장이 지나치게 혹사당하면 췌장 내에 있는 랑게르한스섬의 세포 기능이 저하되어 인슐린을 충분히 분비하지 못한다. 당 대사에 있어 필수적인 인슐린이 생산되지 않으면 당 대사가 원활하게 이루어지지 않아 고혈당 및

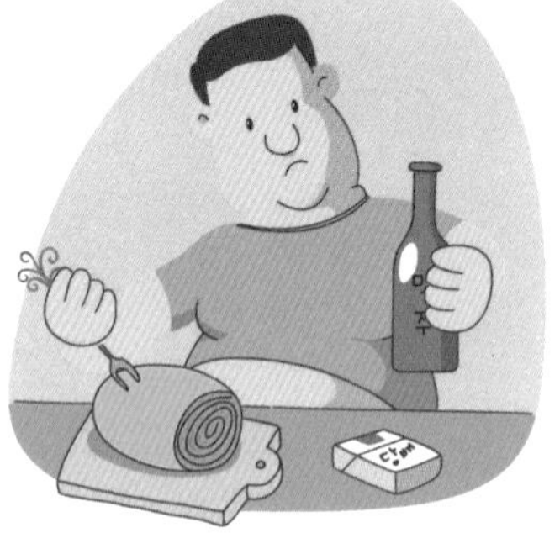

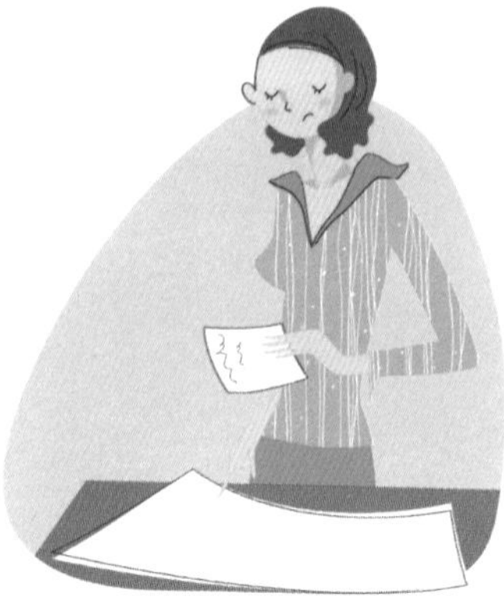

당뇨병을 초래하게 된다.

또한 영양 과잉으로 인한 비만과 나이로 인한 노쇠, 큰 수술 후나 외상을 입은 사람, 부신피질호르몬제를 장기간 투여한 사람과 세균이나 바이러스에 감염된 사람도 당뇨병에 걸릴 확률이 크다. 이 외에도 정신적인 스트레스도 당뇨병의 발병 원인이 된다.

유전적 원인으로 인한 당뇨는 어쩔 수 없다지만 생활습관병이라 불리는 후천적 당뇨는 평소 자신의 생활습관을 개선하면 병을 예방할 수 있다. 당뇨는 합병증까지 가면 치료하기가 상당히 힘들기 때문에 예방이 최선이다.

장현갑 씨(가명, 남, 55세)는 2010년 잦은 탈진과 피곤함으로 병원을 찾았다가 당뇨 진단을 받은 케이스다. 그의 혈당은 500으로 아주 높은 편이었다. 장현갑 씨는 혈당 조절을 위해 아침에 아마릴 2알, 저녁에는 아반디아 1/2알을 복용했지만 혈당은 300에서 더 이상 떨어지지 않았다. 혀가 화끈거리는 증상이 왔고 식욕저하와 함께 눈이 침침해지기 시작했다. 밤에는 발의 통증이 심해 잠을 못 잘 정도였다.

장현갑 씨가 필자를 찾아온 것은 시력 저하와 발의 통증 때문이었다. 필자가 진단한 결과 과음과 과식이 가장 큰 문제였다. 또 약물에만 의존할 뿐 장현갑 씨는 전혀 운동을 하지 않았다. 운동한다고 설마 혈당이 떨어지겠느냐 하는 태도였다. 뿐만 아니라 식이요법에도 관심이 없었다. 병원에서 당뇨식을 권장 받았지만 무시한 채 여전히 폭음과 폭식을 일삼았다. 담배를 끊고 70살까지 사느니 담배를 피우면서 60살까지 살겠다는 태도였다.

"아무리 좋은 약을 먹더라도 음식을 아무거나 막 드시고 운동을 하지 않으면 나아지지 않습니다. 이대로 놔둔다면 눈은 더 나빠지고 나중엔 발이 썩게 돼요. 습관을 바꾸셔야 합니다. 정말 발이 썩는 걸 바라는 건 아니시겠지요?"

장현갑 씨는 필자의 말에 알겠다며 체념하듯 고개를 끄덕였다. 그리고 생애 처음으로 금연을 시작하고 식이 요법으로 생활 관리에 들어갔다.

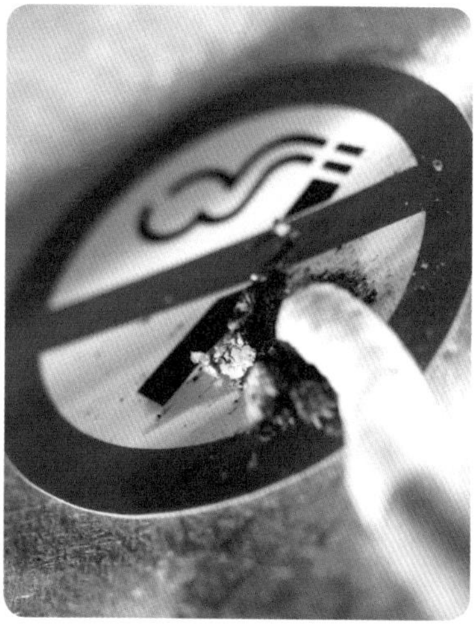

당뇨병은 병원 치료도 중요하지만 식이요법과 운동을 병행하지 않으면 치료되기가 힘들다. 청혈해독요법과 신침 치료, 그리고 일반 식사 시 당뇨환을 복용하면서 조금씩 운동을 시작했다.

일주일 후 공복혈당 187이 139로

떨어졌고 1개월 후엔 당화혈색소도 12.5%였던 것이 8.0%로 떨어졌다. 인슐린 저항성 지수도 운동을 시작하기 전 3.6에서 2.4로 떨어졌다. 혀가 화끈거리는 증상과 발의 통증도 사라졌다. 장현갑 씨는 양약을 완전히 중지하고 현재 독소 배출을 위한 발효 한약과 당뇨환 두 알을 복용하면서 식이요법과 운동을 병행하고 있다.

당뇨는 유전적인 요인을 지니고 있다고 해도 생활습관이 올바르기만 하면 걸리지 않는 병이다. 또 일단 걸렸다고 해도 엄격하게 혈당을 조절하고 생활습관이 좋으면 증상이 악화되거나 재발되는 것을 막을 수 있다. 하지만 대부분의 환자는 당뇨라는 진단을 받고도 생활습관을 바꾸지 않는다. 합병증이 오고 나서야 후회하지만 병을 고치기에는 너무 늦은 것이다.

당뇨병 치료를 위해 환자에게 가장 중요한 것은 본인의 의지다. '나를 바꾸어야 산다'는 신념을 가지고 철저하게 자신의 생활습관을 개선해야 한다. 철저한 '자기 혁명'을 해야만 하는 것이다. 그리고 잡곡과 채식, 저염분, 저칼로리식의 식사요법과 규칙적인 운동을 생활화해야만 당뇨병에서 해방될 수 있다.

또 당뇨를 예방하기 위해서는 과식을 삼가고 비만이 되지 않도록 주의해야 한다. 한국형 당뇨를 '마른 당뇨'라고 하지만 대부분의 당뇨 환자는 복부비만을 가지고 있었다.

2 무기력감에서 당뇨발까지 은밀하게 진행되는 당뇨의 증상

당뇨는 포도당이 체내에서 제기능을 하지 못하고 소변으로 배출되는 것이다. 당뇨병의 대표적인 증상은 3다(多) 즉, 다음(多飮), 다뇨(多尿), 다식(多食)이다.

우리가 음식을 섭취해 만들어진 포도당은 혈액과 함께 당을 필요로 하는 세포 속으로 들어가는데 당을 세포로 보내주는 것이 췌장에서 분비되는 인슐린이다. 당뇨병 환자의 경우 인슐린 분비가 원활하지 못해 포도당이 몸속에서 제대로 사용되지 못한다. 그러면 혈액은 넘쳐나는 포도당으로 끈끈해진다. 혈액이 탁해지면 노폐물을 걸러내기 위해 자연히 물을 많이 섭취하게 되는데 섭취한 수분으로 묽어진 당은 소변으로 배출될 때 섞여 나오게 되는 것이다.

한의학적 관점에서 소갈병의 핵심적인 단어는 열결(熱結)이다. 오장육부 이론을 바탕으로 하기 때문에 '소갈이 오장육부 중 어느 장기에서 발생했느냐'를 따지게 된다. 《동의보감》에서는 소갈에 대해 증상에 따라 다음과 같이 세 가지(三消)로 분류하고 있다.

上消者 肺也 상소는 폐나 심장의 열로 발생하고
中消者 胃也 중소는 위열로 발생하고
下消者 腎也 하소는 신장 기능의 허약으로 발생한다.

몸속의 혈액은 대부분 음식물 속의 수분, 단백질, 지방, 당분, 비타민, 미네랄 등에 의해 만들어진다. 혈액은 체내의 각 세포들과 접하면서 영양소를 보내고 노폐물은 거둬들여 폐와 신장으로 배달한다. 신장은 우리 몸속에서 영양분을 흡수시키고 노폐물은 배출시키는 장기다. 하지만 탁해진 피로 혈당이 높아지게 되면 당은 소변으로 모두 빠져 나오게 된다.

당뇨병 초기에는 혈당이 180mg/dℓ을 넘지 않는다. 이때 소변에서 당이 배출되기는 하지만 자각증상이 나타나는 것은 아니다. 일단 당뇨 증상이 나타났을 때는 이미 공복 혈당이 250~300mg/dℓ 이상 올라가 있는 것으로 당뇨병이 70% 이상 진행되었다고 봐야 한다.

고혈당이 되면 가장 먼저 약해지는 것이 눈이다. 피로감과 함께 눈이 침침해지면서 몸이 무기력하고 나른해진다. 또 발의 감각이 둔해지고 소변에 거품이 섞여 나오면 일단 당뇨를 의심해야 한다. 혈액 속에 당이 많아지면 혈관, 특히 안저(眼底), 신장, 뇌, 관상동맥 등 소혈관의 벽을 상하게 한다.

당뇨병이 만성으로 진행되면 크게 대혈관합병증과 미세혈관합병증이 발생한다. 대혈관합병증은 뇌졸중, 관상동맥질환, 말초혈관질환으로 분류할 수 있다. 미세혈관합병증은 당뇨병성 신증, 당뇨병성 신경병증으로 분류된다.

이때 뇌졸중은 언어 장애와 마비 증상이 나타날 수 있어 신체장애까지 이를 수 있다. 말초혈관 질환에 감염증이 합쳐지면 당뇨병성 족부괴저가 일어나 다리를 절단하는 불행한 사태를 초래하기도 한다.

당뇨병성 신증은 초기에는 별다른 증상이 나타나지 않는다. 그러다가 만성이 되면 만성신부전증으로 발전하게 된다. 이때 요독증이 생기면 부종, 신부전증이 오게 되어 결국 투석에 이르게 된다. 당뇨병성 신경병증은 발끝 저림, 뇌신경 장애를 일으키고 당뇨병성 자율신경병증은 부정맥, 배뇨 장애, 발기 장애를 일으킨다. 또한 당뇨병성 망막 장애는 실명에 이르게 되는 무서운 합병증이다.

이정희 씨는 고도비만의 당뇨환자로 고혈압과 당뇨로 인한 말초신경장애로 인한 수족냉증을 가지고 있는 환자였다. 혈액순환장애로 본인은 폐경이라고 표현했지만 무월경 증상까지 보이고 있었다. 당뇨병 환자라면 한번쯤 복용해 보았을 법한 개똥쑥, 누에, 구찌뽕 등 좋다는 식품들은 집안에 가득 쌓아놓고 있었지만 몸 상태는 크게 나아지지는 않았었다.

필자에게 찾아온 이정희 씨는 청혈해독프로그램 시작 후 15일 만에 멈추었던 월경이 다시금 시작되었다. 그리고 온몸에 오른 부종이 서서히 가라앉으면서 두 달 만에 체중이 10킬로그램이 줄었다. 특히 소금방에서 땀을 빼는 과정에서 초기 3일간은 독소배출로 인한 시큼한 냄새가 방안 전체에서 오랫동안 진동할 정도로 뿜어냈다.

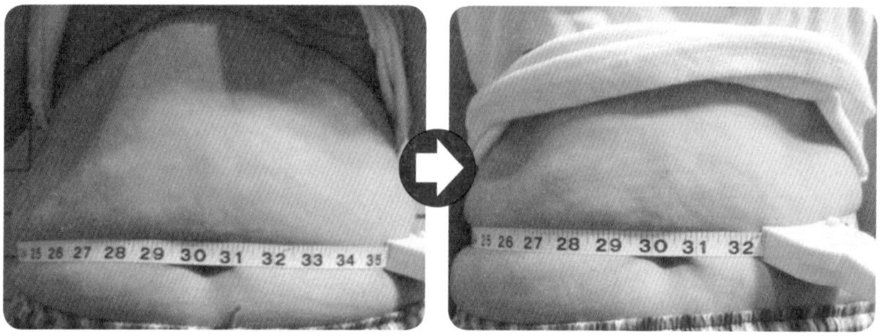

비만 환자의 치료 전후 복부 변화

당뇨병은 초기 단계에서는 별다른 증상이 나타나지 않기 때문에 환자도 의사도 당황하는 경우가 많다. 환자들은 당뇨라는 것조차 모르다가 잇몸이 붓거나 치아가 흔들려 치과에 갔다 당뇨를 발견하기도 한다. 또는 시력이 급격히 떨어져 안과에 갔다 진단을 받기도 한다. 몸에서 다음과 같은 증상들이 나타나면 혹시 당뇨병이 아닌지를 검진받을 필요가 있다.

첫째, 몸이 나른해지면서 심한 무력감과 함께 권태감을 느낀다. 특별히 힘든 일을 하지 않았는데도 느닷없이 피곤함이 몰려오면서 무기력증이 오면 혈당검사를 하는 것이 좋다. 충분히 휴식을 취하고 푹 잤는데도 평상시 졸음을 느끼고 몸이 늘어지는 증상이 오면 일단 당뇨를 의심해야 한다. 하지만 몸이 늘어지면서 오는 피로함은 당뇨병이 아니더라도 얼마든지 올 수 있다.

둘째, 체중의 급격한 감소를 느낀다. 당뇨병 환자는 소변으로 당을 배출시킨다. 그렇게 되면 인체는 지방이나 단백질로부터 몸에 필요한 당을 빼내가야 한다. 그 때문에 많이 먹는데도 자꾸만 체중이 줄어드는 것이다. 줄어든 체중 때문에 몇 달 만에 만난 친구가 몰라볼 정도라면 당뇨병이 오래 진행된 경우라고 보면 된다.

셋째, 당뇨병의 증상을 보통 '삼다(三多)'라고 한다. 즉 다음(多飮), 다식(多食), 다뇨(多尿) 증상을 보인다. 말 그대로 많이 마시고 많이 먹고 많이 배출하는 현상이다. 당뇨에 걸리면 많은 양의 수분이 당으로 소변으로 배출된다. 자연히 혈액은 진해질 수밖에 없고 그에 따른 현상으로 인체는 탈수 증상 때문에 자꾸만 물을 찾는다. 그리고 인슐린의 부족으로 인해 인체에 필요한 포도당이 각 세포로 원활하게 공급되지 못하므로 배가 고파져 과식을 하게 된다.

넷째, 피부에 이유 없이 염증이나 종기 같은 것이 생긴다. 당뇨로 인해 탁해진 피는 혈액순환을 원활치 못하게 하고 그렇게 되면 피부에 지저분한 종기나 염증이 발생한다.

다섯째, 갑자기 시력이 떨어진다. 당뇨가 오랫동안 진행되면 가장 먼저 시력이 떨어진다. 환자들은 흔히 노화로 인한 시력감퇴라고 오해하고 안과에도 가지 않는다. 결국 이는 실명에까지 이르게 된다.

여섯째, 말초신경의 장애를 가져온다. 말초신경염이 생기면 환자는 감각이 둔해진다. 그 때문에 심한 화상이나 상처에도 통증을 느끼지 못하는 경우가 많다. 이때는 이미 당뇨로 인한 합병증이 심각하게 나타난 것이다.

일곱째, 기침이나 콧물이 나고 발이 떨리면서 온몸이 나른하고 설사가 난다.

당뇨병이 어느 정도 진행됐는지에 따라 나타나는 증상들은 조금씩 다를 수 있다. 위의 증상들 중 5~6개 이상 자신과 일치하는 증상이 나타나면 즉시 혈당을 검사해 당뇨병 여부를 확인해보는 것이 좋다.

당뇨 증상 체크

- □ 가족 중 당뇨병이나 고혈압이 있다
- □ 몸이 땅속으로 꺼져 들어가는 느낌이 든다
- □ 시도 때도 없이 자꾸 졸음이 온다
- □ 소변을 자주 많이 본다
- □ 갈증을 자주 느낀다
- □ 쉽게 배가 고프고 음식을 많이 먹게 된다
- □ 가끔 단 것이 당긴다
- □ 체중이 갑자기 변화한다
- □ 많이 먹는데도 살이 빠진다
- □ 상처가 나면 잘 낫지 않고 종기나 염증이 자주 생긴다
- □ 눈 근육이 일시적으로 마비되어 시야가 몽롱해지거나 이중시야가 나타난다
- □ 망막에 출혈이 생겨 시력이 떨어진다
- □ 밤중에 다리가 마비되거나 뜨끔뜨끔한 통증을 느낀다
- □ 손발이 저린다
- □ 기억력이 현저하게 떨어진다
- □ 손바닥이 눈에 띄게 붉어진다
- □ 심한 설사나 변비가 생긴다
- □ 배가 많이 나왔다 (허리둘레 기준 : 남자 90cm, 여자 80cm이상)
- □ 과거에 임신성 당뇨병 병력이 있거나 4kg 이상의 거대아를 분만했다
- □ 외음부나 항문이 가렵다

당뇨발 체크

● 당뇨발이란?

당뇨발은 당뇨병이나 당뇨합병증으로 일어난 발의 손상을 뜻하는 것으로 발에 생기는 궤양, 상처, 괴사, 변형 등을 통칭하는 것이다. 하지만 눈에 보이는 상처가 없더라도 생길 위험이 높은 상태까지 모두 당뇨발에 포함한다.

● 당뇨발의 분류 및 자가진단

0기 : 당뇨를 앓고 있지만, 발에는 상처가 없이 찌릿찌릿한 증상이나 감각이 둔한 상태

1기 : 피부에 얕게 멍이나 염증이 생겼지만, 깊게는 생기지 않은 상태

2기 : 궤양이 깊게 근육까지 뻗어났지만, 뼈가 보이거나 고름이 차지는 않은 상태

3기 : 고름과 염증을 동반한 궤양이 일어나고 뼈까지 궤양이 퍼진 상태

4기 : 피부색이 까맣게 변하며 썩어들어가는 '괴사'가 일어난 상태

3 눈 실명에서 다리 절단까지, 삶을 파괴하는 당뇨합병증

혹자는 당뇨병을 '사나운 개'에 비유한다. 줄이 풀린 사나운 개는 언제 생명을 위협할지 모르기 때문이다. 이는 당뇨합병증이 그만큼 무서운 병이라는 것을 빗댄 말이다.

당이 혈액 속에 남아 있으면 깨끗해야 할 혈액이 탁해진다. 탁해진 피는 혈관 벽에 달라붙어 혈액순환을 방해하고 혈관을 막는다. 그리고 그렇게 혈액순환의 장애가 생기면서 나타나는 각종 합병증은 결국 생명에 지장을 초래한다.

당뇨의 공포는 혈당이 정상치보다 많이 나오더라도 초기 수년 간은 아무 증상이 없다는 것이다. 당뇨합병증은 대부분 서서히 찾아오는 것이 특징이다. 하지만 급성의 경우 갑자기 생명을 잃을 수도 있다.

급성에 의한 당뇨합병증은 케톤산증, 고혈당성-고삼투성 혼수가 있다. 케톤산증은 부족한 당을 지방에서 얻기 위해 몸 안이 산성으로 바뀌면서 혼수상태가 오는 경우이다. 고혈당성-고삼투성 혼수는 혈당이 높이 올라가 수분이 몸 밖으로 빠져나가 탈수에 의해 오는 것이다. 이외에도 혈당이 내려가는 저혈당증도 있다.

만성합병증은 환자 자신도 모르게 서서히 찾아온다. 그리고 이 합병증은 혈관계 합병증, 당뇨병성 망막증, 당뇨병성 신경병증, 당뇨병성 신증, 당뇨병성 족부괴사로 나눈다.

당뇨합병증은 일단 한 번 생기면 원상태로 되돌리기가 무척 어렵다. 그래서 당뇨합병증에는 어떤 것이 있는지 미리 알고 그에 대처하는 것이 가장 좋은 예방책이다.

혈관계 합병증

당으로 인해 끈적끈적해진 피는 동맥경화의 주범이다. 동맥의 내벽에 콜레스테롤이 쌓여 혈관을 막아버리면 동맥경화가 된다. 그렇게 되면 심장에 혈액을 공급하는 관상동맥이 좁아져 협심증을 일으킨다. 관상동맥이 아주 막히면 심근경색이 되고 뇌로 가는 혈관이 막히면 뇌경색이 된다.

당뇨병으로 인한 심근경색은 서서히 진행된다. 환자 스스로 자각증상도 느끼지 못할 정도로 진행되다가 갑자기 발생해 생명을 위협한다. 스트레스, 고혈압, 고지혈증, 뇌경색, 흡연, 비만, 심근경색, 협심증 등은 동맥경화와 관련된 위험한 요소이다. 아직 정확한 통계는 없지만 중풍 환자의 대부분은 당뇨합병증에서 발전한 경우가 많다.

당뇨병성 망막증

당뇨병이 만성이 되면 눈이 침침해지고 시력이 흐려지는데 주된 원인은 망막의 변화 때문이다. 망막은 안구 안에 있는 막으로 사물의 형태와 색을 구분 짓는 카메라 필터와 같다. 고혈당에 의해 눈의 모세혈관이 막히면 망막출혈이 일어나는데 이때 시력이 급격히 저하되고 이를 당뇨병성 망막증이라고 한다. 이외에도 당뇨병 환자는 백내장, 녹내장이 자주 발생하고 시력이 약해진다.

망막병증이 무서운 것은 불시에 시력이 나빠진다는 것이다. 아침만 해도 잘 보였던 눈이 점심 때 식당의 메뉴판을 볼 수 없게 된다면 어떤 심정이 될까? 당뇨병성 망막증을 예방하기 위해서는 정기적인 검사와 치료가 무엇보다 중요하다. 또한 고혈당이 되지 않도록 주의해야 한다. 당뇨병성 망막증으로 한번 나빠진 눈은 되돌리기가 무척 힘들고 실명에까지 이르게 될 수 있다.

당뇨병성 신경병증

당뇨병으로 인한 합병증에서 가장 먼저 나타나는 것이 신경장애이다. 고혈당으로 혈액이 탁해지면 온몸 신진대사에 장애가 생기고 모세혈관도 막히기 때문이다. 당뇨병성 신경병증은 다시 말초신경병증과 자율신경병증으로 나눈다.

● **말초신경병증** : 말초신경병증은 '수족저림증'으로 생각하면 된다. 수족말단증상이 생기면 팔다리가 저리면서 무언가 한 꺼풀 씌어 있는 듯한 느낌이 든다. 또 감각이 둔해지면서 뽀글뽀글한 물방울이 잡히는 듯하

다. 밤이 되면 바늘로 찌르는 것처럼 뜨끔뜨끔하고 조여드는 통증이 오면서 감각을 완전히 잃게 된다. 자율신경 장애에 비하면 위험하지는 않으나 세균감염으로 인해 다리 괴저가 될 수 있다.

● **자율신경병증** : 자율신경은 소화, 호흡, 혈액 순환 등에 관계되기 때문에 심각한 경우 생명에 지장을 줄 수도 있다. 기립성 저혈압, 빈맥, 부정맥, 발한이상, 위장관장장애로 인한 변비나 설사를 반복하고 현기증을 일으킨다. 또 구역질, 구토가 생긴다. 남성의 경우 성기능 장애를 가져오는데 발기부전 증세와 정액이 거꾸로 방광으로 들어가는 역행성 사정 등의 증세가 나타난다.

당뇨발

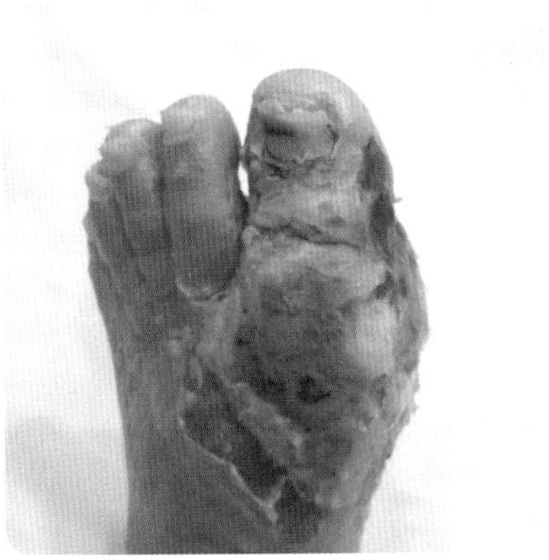

당뇨로 혈관이 막혀 당뇨병성 신경병증이 오게 되면 발에 감각이 둔해진다. 그 발에 한번 세균에 감염되면 발가락부터 썩어 들어가 다리로 점점 올라오는데 혈액의 움직임이 원활하지 않기 때문에 좀처럼 낫기가 어렵다. 그래서 많은 당뇨 환자들이 다리를 절단하는 등의 고통을 받는, 굉장히 흔한 합병증이다. 흔히 발가락 하나, 발바닥 어느 부분에 조그맣게 궤양이 생기지만 순식간에 진행되어 발목, 무릎에 이르기까지 절단해야 한다.

당뇨병성 신증

신장은 배뇨를 담당하는 기관으로 사구체를 이용해 혈액 중 노폐물을 걸러내 소변으로 내보낸다. 혈관의 흐름이 막히면 소변 속에 단백질이 배출되고 노폐물을 걸러내는 기능이 쇠퇴해 신장질환이 생기게 된다. 부종과 구토, 빈혈, 호흡곤란 증상을 가져와 응급실로 실려 가기도 한다. 당뇨병성 신증이 진행되면 말기 신부전이 된다.

당뇨발 한의 치료 사례 ❹

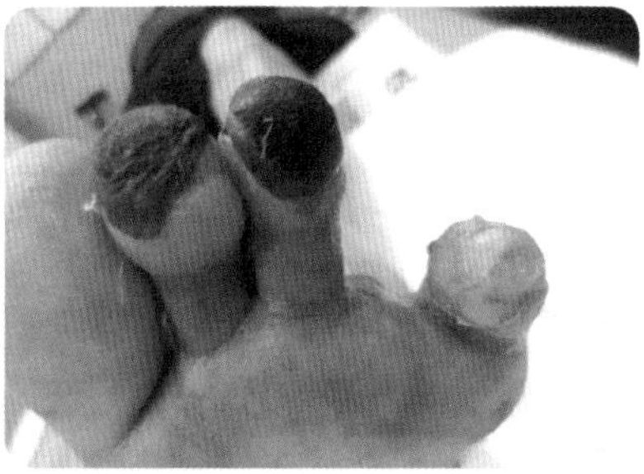

내원 첫째 날 (2013. 07. 12)
괴사 부위가 검게 변했으며 역한 냄새까지 나고 있었던 상태.

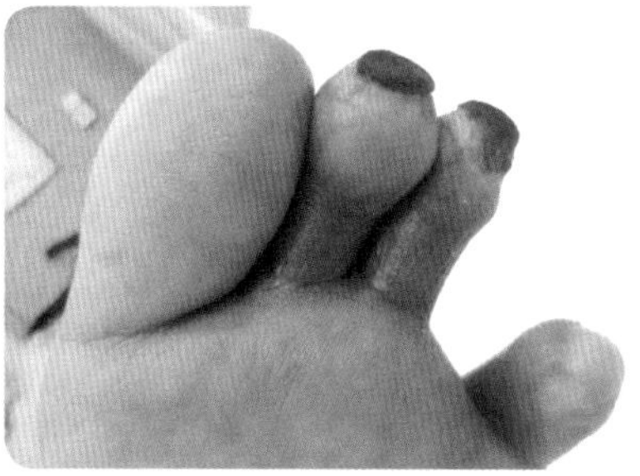

내원 둘째 날 (2013. 07. 27)
부종이 빠지면서 괴사 부위가 작아지고 있는 상태.

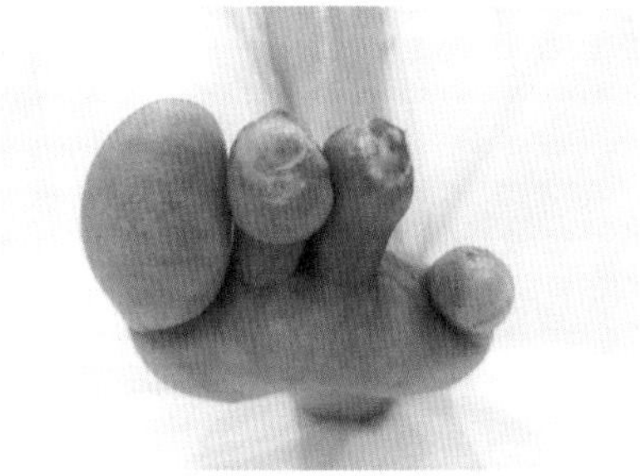

한 달 후 내원 날 (2013. 08. 31)
괴사되었던 검은 조직이 다 떨어지고 새살이 올라와서 깨끗해짐.

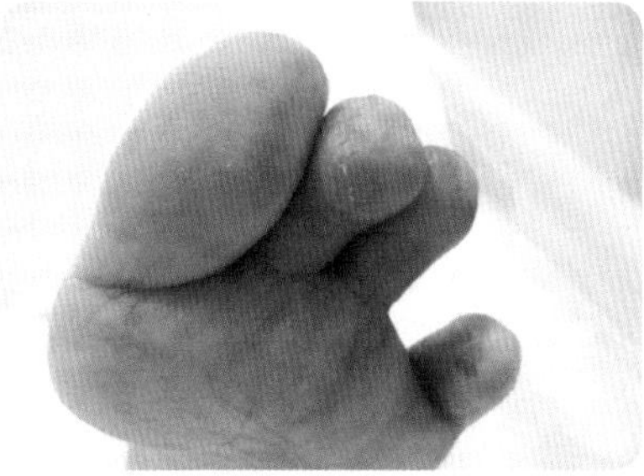

두 달 후 내원 날 (2013. 09. 17)
괴사 되었던 부위가 깨끗하게 치료되었으나 아직 약간의 통증이 있음.

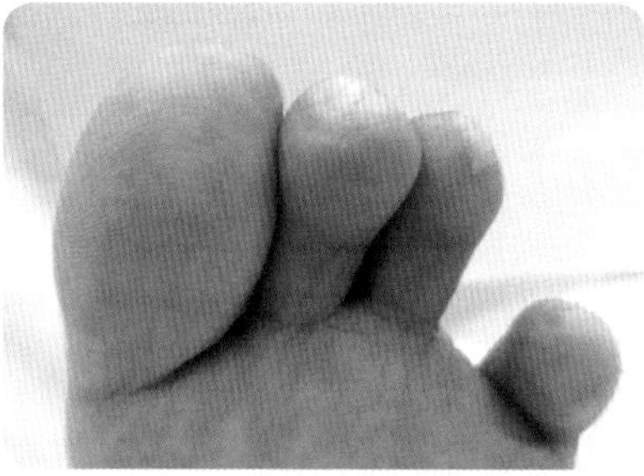

석 달 후 내원 날 (2013. 10. 10)
모든 괴사 부위가 깨끗하게 치료됨.

4 한국형 당뇨의 특징

일반적으로 당뇨는 비만인에게서 더 많이 나타나는 것으로 알려져 있다. 하지만 필자가 임상에서 환자를 치료한 결과 비만인 당뇨 환자보다는 마른 체형의 당뇨 환자가 더 많았다. 이와 같이 마른 체형의 당뇨를 '한국형 당뇨'라고 부르기도 한다.

국내 당뇨 환자는 근래 갑자기 늘어나고 있는데 성인뿐만 아니라 어린이와 청소년층에서도 당뇨병이 늘고 있다. 이처럼 젊은 층의 당뇨 환자가 급증하게 된 원인은 급격한 생활환경의 변화 때문이다. 서구식 식생활로 인한 고열량의 음식 섭취, 편리한 생활에서 오는 운동 부족, 적자생존의 사회 질서에서 경쟁으로 인한 스트레스가 당뇨를 유발한다.

당뇨 환자가 가장 많은 미국에서는 당뇨병을 성인병이라고 명시하고 있다. 미국의 의학전문잡지에서는 당뇨가 50세 이상의 비만인에게 발생하고 서서히 찾아온다고 설명하고 있다.

미국의 경우와 달리 필자가 환자들을 치료해보면 국내 환자들은 당뇨병 초기부터 급격한 체중감소를 보이기도 한다. 또한 혈당이 400 내지 500으로 급격히 올라가는 증상을 나타내기도 한다.

이러한 역학관계를 알아내기 위해 국내의 한 연구기관에서 정상인과 당뇨 환자의 췌장을 비교 연구했다. 연구 결과 비슷한 환경에서 백인보다 우리 나라 사람이 당뇨에 걸릴 확률이 거의 3배 정도 높은 것으로 조사되었다.

이러한 현상의 원인은 췌장 속의 베타 세포 수 때문이라는 것이 밝혀졌다. 췌장은 우리 몸에서 인슐린을 생산해내는 곳이다. 췌장이 인슐린을 생산할 때 고리 역할을 하는 것이 베타 세포이다. 그런데 당뇨병 환자의 베타 세포는 그 수가 줄어들거나 문제가 생겨 있었다. 그 때문에 당뇨병 환자의 인슐린 분비 기능이 정상인보다 떨어지는 것이다.

연구 결과 우리 나라 사람의 베타 세포 수는 백인에 비해 매우 적었다. 바로 베타 세포 수 때문에 마른 체형의 사람에게서 당뇨병이 발생되고 있었다. 또한 베타 세포 수로 인해 당뇨병에 걸리자마자 체중이 줄어드는 현상이 나타나는 것이다.

김지훈 씨(가명, 남, 56세)가 내원했을 당시의 체중은 55kg이었다. 그의 키가 170㎝인 것을 감안하면 무척이나 말랐다고 할 수 있다. 처음 그가 당뇨 진단을 받았을 때는 혈당이 350 정도였다. 그는 평소 당뇨 관리를 철저히 해온 환자로 운동을 열심히 하면서 혈당을 관리했지만 혈당은 180~280에서 더 이상 좋아지지 않았다.

내원할 당시에는 안구 혼탁 증세가 있었고 식이요법을 잘 지키고 운동도 열심히 했지만 혈당은 안정되지 않았다. 더구나 당뇨를 앓으면서 체중은 더욱 감소되는 중이었다.

"원장님, 너무 마르니까 뭘 입어도 옷태가 나지 않고 제 자신이 너무 초라해 보여요. 그냥 걸어가도 죽은 사람이 무덤에서 일어나온 것 같고 얼굴을 보면 한숨만 나옵니다. 사람들이 별 생각없이 쳐다보는 것도 내가 너무 말라서 보는 게 아닐까 싶어서 자격지심이 들어요."

치료를 시작할 당시 김지훈 씨는 심한 갈증과 소변통도 겪고 있었다. 그래서 당뇨환을 30알 복용케 하고 발효 한약을 이용한 청혈해독요법과 침치료, 약물치료를 병행했다. 그렇게 열흘 정도가 시력이 현저히 좋아졌고 소변통과 야간뇨도 사라졌다. 평소 심하던 갈증도 거의 해소되고 몸에는 생기가 돌았다.

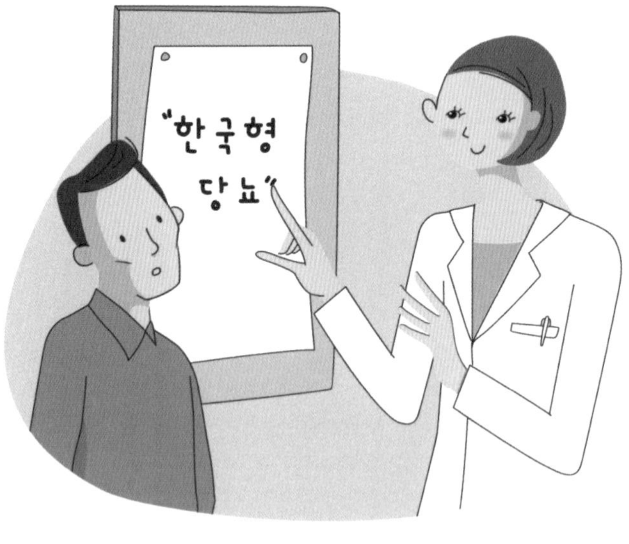

"원장님, 이제 기운이 돕니다. 치료 받은 지 3개월인데 이제 정상 체중에 가까워요. 60kg가 나간다고요. 체중이 느니까 몸 운신하는 것도 편해지고 여기저기 쑤시는 것도 좋아졌어요. 저 이제 환자처럼 보이지 않지요?"

필자가 임상에서 경험한 바로 당뇨 치료를 받는 당뇨 환자는 마른 사람이 많다는 것이다. 우리 나라 사람의 경우 마른 체형으로 당뇨에 걸린 환자들의 가장 큰 특징은 하체가 빈약하고 복부비만인 경우가 많다. 이를 '한국형 당뇨'라고 한다. '마른 당뇨'라는 말도 그 때문에 나온 것이다.

마른 당뇨 환자들이 가지고 있는 복부비만을 주목할 필요가 있다.

팔 다리는 마르고 배만 나온 것은 내장에 지방이 끼어 있다는 증거다. 엄격하게 따지면 비만의 범주에 들어가는 것이고 내장에 지방이 끼어 있다면 장기가 제대로 기능하지 못하는 것은 당연한 일이다. 따라서 마른 당뇨 환자들도 청혈해독을 이용한 인체 정화프로그램으로 내장 지방을 처리해야 한다.

정상 체중보다 현저하게 말랐다는 것은 몸 안의 세포가 비정상적 형태로 변형되었으며 먹기는 먹되 모조리 대소변으로 빠져버리는 비정상적 대사를 보이고 있다는 것이다.

비정상적인 세포를 정상적인 세포로 바꾸고 올바른 대사로 바로잡는 발효 한약을 복용하게 되면 체중은 표준으로 돌아가고 당 수치는 내려가는 효과를 보게 된다.

마른 당뇨 환자에게 청혈해독요법으로 복부비만을 해소하자고 하면 거부감부터 보인다. 말라서 힘이 없는데 더 체중을 빼면 어떻게 하느냐는 것이다.

복부 지방은 당뇨 환자가 아니더라도 반드시 빼야 하는 것이다. 처음에는 체중이 줄지 몰라도 점차로 정상 체중으로 돌아와 근육과 지방이 적절히 조화되는 건강한 몸을 가지게 된다.

친지의 소개로 필자를 찾은 김지훈 씨는 당뇨병 혼수로 병원에 입원하는 바람에 사업까지 정리해야 했다. 양약에 의존하면서 열심히 운동에 매달렸지만 그의 혈당은 정상으로 떨어지지 않았다. 하지만 발효 한약과 더불어 한의 치료를 받음으로써 건강을 되찾음은 물론 정상적인 생활로 돌아가 다시금 재기도 꿈꿀 수 있게 되었다.

당뇨병에 대한 그릇된 편견과 오해 5

당뇨에 대한 일반적인 인식은 '당뇨는 치료되는 병이 아니라 관리되는 병'이라는 것이다. 필자는 이때 '관리'라는 말의 의미를 평생 가지고 가는 병이라는 뜻으로 보지 않는다. 즉, 적절한 치료를 받으면 당뇨병에 걸리지 않은 사람과 같은 상태로 건강하게 '관리'된다는 의미로 해석한다.

어느 날 당뇨병이 생겼다고 하면 이것은 내 몸에 선천적으로 당뇨의 소질(素質)이 잠재해 있었다고 보는 것이 옳다. 병은 하루아침에 불쑥 생기는 것이 절대 아니다. 오랜 생활습관이나 유전적인 요인으로 해서 발생하는 것이다. 내 몸속에 선천적으로 가지고 있던 잠재적 요인이 무절제한 생활습관으로 나타나는 것이다. 이렇게 해서 생긴 병이 치료한다고 해서 하루아침에 없어질 수는 없다. 그렇다고 결코 당뇨병이 치료될 수 없다는 말은 아니다.

당뇨(糖尿)란 말 그대로 소변에 당(糖)이 섞여 나오는 것이다. 그로 인해 벌어지는 에피소드가 꽤 많다. 어떤 환자는 의사인 필자보다 더 상세한 진단을 내린다. 몸이 나른하고 권태감이 와 소변을 찍어 혀끝에 대니 맛이 달다는 것이다. 혹시 당뇨에 걸린 것이 아닌지 걱정된다면서 병원을 찾는 환자가 더러 있다.

기원전 800년경 인도의 의학서 〈아유르베다〉에 '밀뇨'라는 말이 적혀 있다. 밀뇨라는 것은 꿀같이 달콤한 소변이라는 말이다. 1775년 서양의 의학자인 도부손은 자신의 의학논문에 '단맛의 소변을 보는 사람은 혈청도 달다'라고 쓰고 있다.

이와 같이 당뇨병은 소변에 당이 섞여 나오는 병이라고 알려져 왔다. 하지만 소변의 맛이 달다고 해서 반드시 당뇨에 걸린 것은 아니다.

당뇨에 대한 오해는 꽤 많은데 그 중 몇 가지만 살펴보면 다음과 같다.

첫째, 심한 갈증에 시달리므로 당뇨병에 걸렸다는 생각이다. 보통 당뇨에 걸리면 소변을 자주 보게 된다. 따라서 탈수 증상이 나타나 자연히 물을 찾게 된다. 하지만 음식을 짜게 먹거나 다른 병이 있어도 갈증을 느끼게 된다. 당뇨병 환자의 경우 물을 마실 때는 한꺼번에 많이 마시는 것보다 자주 마시는 것이 좋다. 물을 대신 할 수 있는 음료를 마시는 것도 좋다. 이때 인공음료는 절대 피하고 녹차나 오미자차 같은 전통차를 마시는 것이 좋다.

둘째, 뚱뚱하지 않으면 당뇨병으로부터 안전하고 또한 체중감소가 심하다는 생각이다. 당뇨는 잘못된 식생활로 인해 오는 병이기 때문에 뚱뚱한 사람이 당뇨병에 걸릴 확률이 크다. 하지만 마른 사람도 생활습관이 잘못 되었다면 당뇨에 충분히 걸릴 수 있다. 당뇨병에 걸리면 3다(多) 증상의 하나로 유난히 폭식을 하게 된다. 하지만 과식을 하는데도 당뇨병에

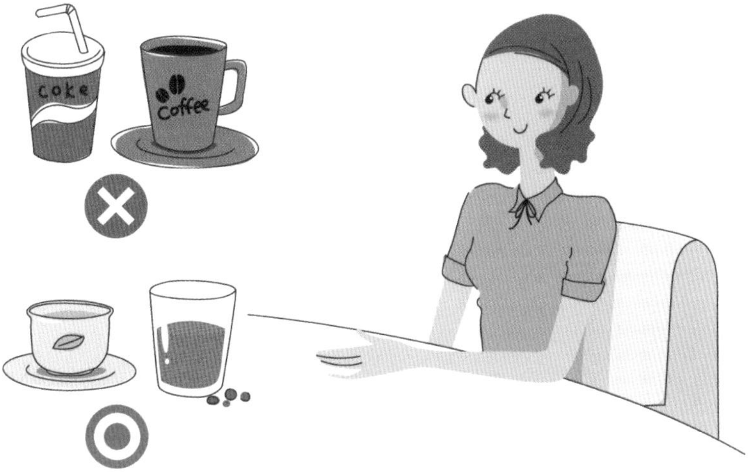

걸리면 체중이 급격히 줄어든다. 우리 나라 당뇨 환자의 경우 분명 빼빼 말랐는데도 당뇨인 경우가 많다. 하지만 인체의 균형이 깨지면 체중감소를 가져오므로 체중감소가 반드시 당뇨병이라고 할 수는 없다.

셋째, 소변을 자주 보고 거품이 섞여 나오면 당뇨병이라는 생각이다. 유난히 소변이 잦고 또 소변에 거품이 섞여 나오면 이는 당뇨병의 한 증상임에 틀림없다. 우리 몸은 혈당이 높아지면 스스로 혈당량을 조절하려고 당을 소변으로 배출하게 된다. 따라서 소변에 당이 섞여 있거나 신장에 손상이 있으면 거품이 섞여 나온다. 하지만 이 두 가지 증상 역시 당뇨에 걸리지 않아도 나타날 수 있는 인체의 한 현상이다.

넷째, 소변에서 당이 나오지 않으면 당뇨병이 아니라는 오해다. 당뇨는 '소변이 달다'라는 의미에서 붙여진 이름이다. 소변에 당이 섞여 있으면 소변이 진하고 달다. 당뇨 환자의 소변이 정상인보다 끈적거리는 느낌이 드는 것은 이러한 이유 때문이다. 인체는 혈당치가 200mg/dℓ 이상으로 올라가면 소변에서 당이 섞여 나온다. 이처럼 고혈당인데도 소변에서 당이 배출되지 않을 때도 많다. 이러한 경우에는 혈당검사만으로는 당뇨 진단이 확실하지 않다. 이때는 300cc의 물에 포도당 5g을 녹인 후 5분 간격으로 환자에게 마시게 한다. 그리고 30분 간격으로 피를 뽑아 혈당을 검사하는 것이 정확하다. 이를 표준 포도당 부하검사하고 한다.

다섯째, 당뇨병은 평생 가지고 가야 하는 난치병이라는 생각이다. 이는 잘못된 인식이다. 당뇨가 힘든 병이기는 하지만 잘만 관리하면 정상인보다 더 건강하게 삶을 유지할 수 있다. 정상인이라고 해도 생활습관의 잘못으로 여러 가지 질병에 노출되어 고생하는 경우가 많다. 오히려 당뇨와 친구가 되어 좋은 습관으로 생활하면 비당뇨인보다 더 건강하게 장수하는 경우가 많다.

여섯째, 가족 중에 당뇨병 환자가 있으면 당뇨병에 걸릴 확률이 높다는 인식이다. 부모가 당뇨병에 걸렸다고 해서 그 자녀가 반드시 당뇨병에 걸린다고 할 수는 없다. 다만 부모로부터 유전적인 소질을 물려받았기 때문에 그렇지 않은 사람보다 당뇨병에 노출되어 있는 확률이 높은 것은 사실이다. 인간은 누구나 태어날 때 부모로부터 신체를 물려받는다. 따라서 부모의 취약한 장기 역시 그대로 물려받게 된다. 그러므로 타고난 자신의 건강 상태를 파악하고 약한 부분을 미리 알고 병에 대처하는 것이 질병을 예방하는 지혜로운 방법이다. 이러한 것은 당뇨가 아닌 경우에도 마찬가지다. 반면 부모가 당뇨가 아니더라도 과음과 폭식으로 잘못된 생활습관에서 오는 당뇨를 피할 수는 없다.

일곱째, 술은 혈당을 떨어뜨린다는 잘못된 인식이다. 이는 술을 마시면 술을 해독하기 위해 간에서 포도당을 만들어 내지 않기 때문에 생겨난 오해다. 당뇨 환자가 가장 주의해야 할 것은 술을 마시게 되면 본인

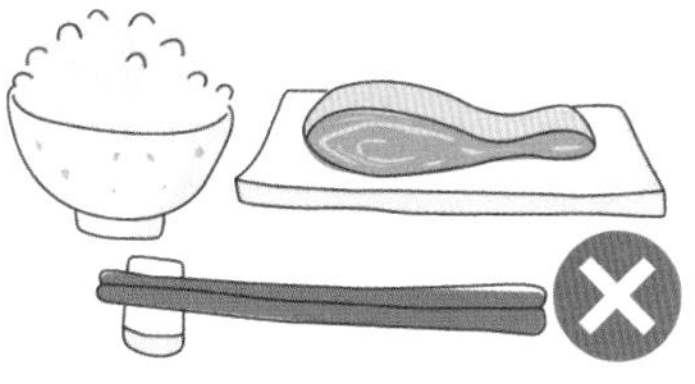

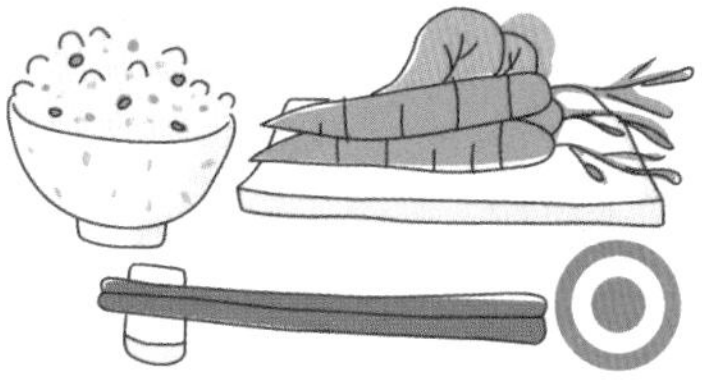

도 모르는 새 저혈당이 된다는 것이다. 이는 곧 저혈당 혼수로 가기가 쉽다. 당뇨 환자는 절대 금주를 해야 한다. 하지만 회식자리에서 한두 잔 마시게 되는 경우에는 안주를 잘 챙겨먹어야 한다. 물론 이때에도 기름기가 높은 고열량의 안주는 피하고 식이섬유를 섭취하는 것이 바람직하다.

여덟째, 잡곡밥이나 섬유질은 마음껏 먹어도 혈당과는 전혀 상관없다는 잘못된 인식이다. 섬유질은 혈당이 급격하게 올라가는 것을 막아주기 때문에 당뇨 환자가 반드시 섭취해야 한다. 밥을 지을 때도 흰쌀밥보다는 잡곡밥을 권한다. 하지만 아무리 좋은 음식이라도 적당히 섭취했을 때 인체에 유익한 것이다. 흔히 당뇨 환자들은 보리밥은 쌀밥보다 열량이 적을 것이라고 생각해 마음껏 먹는 경우가 많은데 이는 잘못된 생각이다.

아홉째, 당뇨병에 걸렸어도 운동으로 혈당이 내려가면 치료되었다고 생각하는 것이다. 이는 대개 당뇨 초기 진단을 받은 환자들이 흔히 범하는 실수다. 당뇨병 초기 진단을 받은 환자는 운동에 매달리며 혈당기로 수시로 혈당을 체크한다. 하지만 이는 절대적으로 잘못된 생각일 뿐 아니라 오히려 병을 키우는 수가 있다. 당뇨는 반드시 병원치료와 함께 운동요법, 식이요법을 병행해야 한다.

치료사례 02

발뒤꿈치 괴사와 수면 무호흡증, 자면서 치유하는 소금방 치료

2012년 6월 아내의 부축을 받고 내원한 김영진(가명, 남, 52세) 씨는 필자를 대하자마자 불만 가득한 목소리로 말을 쏟아냈다.

"한방병원에서 당뇨를 고친다고 하는데 그럼 한약에 인슐린이라도 들어 있다는 겁니까? 제가 평생 당뇨 치료를 받았는데도 발이 썩어 들어가 잘 걷지도 못하게 되었으니 죽을 것만 같습니다. 아니, 차라리 죽고 싶은 것이 솔직한 심정입니다."

당뇨로 양의 치료를 받아온 대부분의 환자들처럼 김영진 씨 역시 병원과 의사에 대한 신뢰를 잃은 지 오래였다. 평생 당뇨약을 먹고 인슐린 치료까지 받고 있는데 상태는 점점 더 심각해지기 때문이다. 그의 발은 뒤꿈치 괴사 때문에 뼈가 훤히 드러날 보일 정도였다.

"차라리 의사 말대로 발목을 잘라버리고 싶습니다. 썩어가는 발을 자르는 것으로 이 지긋지긋한 당뇨의 고통에서 벗어날 수 있다면 속 시원히 잘라버리겠어요. 하지만 발목을 자르는 것으로 끝이 아니고 무릎까지 자르게 될지도 모른다는 생각을 하면 꼬박 날밤을 샙니다. 당뇨도 당뇨지만 잠을 못 자니 사람이 살아도 사는 게 아닙니다."

김영진 씨는 당뇨와 당뇨발, 고혈압을 가지고 있었다. 또 호흡 곤란으로 중환자실에서

산소 호흡기를 달고 있기도 했다. 그리고 이미 협심증 진단까지 받은 상황이었다.

그는 코골이가 심하고 수면 무호흡증도 있어 편안하게 잠을 자기가 어려웠다. 수면 중 숨을 제대로 쉬지 못하는 무호흡증은 목 안에 지방이 끼어 기도가 좁아지면서 발생하는 경우가 대부분이다. 무호흡증이 위험한 이유는 폐에 공기가 제대로 전달되지 않아 돌연사의 위험이 높다는 것이다. 폐에 공기가 들어가지 않으니 배에 힘을 줄 수밖에 없는데 이때 혈압이 올라가면서 심장마비가 일어날 확률이 높아진다. 그리고 당뇨 환자가 숙면을 이루지 못하면 가뜩이나 대사 기능이 떨어진 몸이 휴식을 취하지 못해 합병증에 더 쉽게 노출된다.

필자의 한방병원에는 편백나무로 벽과 천정을 만들고 소금으로 방바닥을 깐 방이 하나 있다. 그동안 환자들을 지켜보며 환자에게 더 좋은 치료 환경을 만들기 위해 오랜 고심 끝에 만든 방이다. 이곳에서 잠을 자거나 휴식을 취하면 피톤치드와 소금이 상처 부위를 소독하고 숙면을 이루게 하는 효과를 발휘하게 된다.

김영진 씨는 썩어가는 발 뒤꿈치도 문제지만 코골이와 무호흡증을 고치는 것 또한 시급했다. 협심증 환자에게 무호흡증은 언제라도 돌연사할 가능성이 있기 때문이다. 그래서 거주지가 지방인 그에게 필자는 아예 일주일 동안 소금방에서 지낼 것을 권했다.

그는 치료를 받겠다고 하면서도 소금방에서 잠을 자라고 하자 난색을 표했다.

"원장님, 저는 혼자서는 잠들지 못합니다. 옆에 누가 있어야 해요."

돌연사에 대한 공포가 그를 혼자 잠들지 못하게 한다는 것이다. 필자는 단 일 초도 주저 없이 대꾸했다.

"그럼 제가 옆에 있어 드리겠습니다. 그러면 되겠습니까?"

필자의 말에 그가 겸연쩍어 하면서도 안심하는 눈치가 역력했다.

그의 코골이가 어찌나 심한지 필자가 그의 곁에서 잠든다는 것은 굉장한 인내를 요했다. 하지만 환자의 병을 알고 그 지독한 고통을 아는 의사로서 그 정도도 못한다는 것은 어불성설일 것이다.

코골이보다 더 견디기 어려운 것이 땀을 배출하면서 그의 몸에서 나는 악취였다. 그렇지만 그 악취조차 병이 치료되는 과정이라고 생각하면 필자는 얼마든지 참을 수 있었다. 그것이 바로 한의사로서의 나의 숙명이라고 받아들이면 하나도 어려울 것이 없었다.

김영진 씨는 소금방에서 일주일을 지내며 효소식을 하고 침과 온열 치료를 병행했다. 3일이 지나자 코골이가 멈추었고 일주일쯤 후에는 무호흡증도 완화되었다. 온몸에서 나는 악취 역시 호전반응이 제대로 일어나고 있다는 증거인 것이다. 무엇보다 썩어 들어가 뼈가 다 보이던 발뒤꿈치에 딱지가 생기고 있었다. 그것은 더 이상 괴사가 진행되지 않는다는 증거다.

이렇게 증상이 호전되자 환자의 기쁨은 말할 것도 없고 필자가 다 속이 후련했다.

"자, 이제 됐습니다. 집으로 가셔서 효소식을 잘 챙겨 드세요. 혈압도 높고 발뒤꿈치도 상태가 안 좋으니 발효 한약을 꾸준히 드셔야 합니다. 효소는 스스로 몸을 살리게끔 하니까 곧 심장도 좋아지고 가슴 답답증도 사라질 겁니다."

"두 말 하면 잔소리죠. 제가 원장님 덕분에 살게 되었는데 누구 말이라고 거역합니까? 원장님, 정말 그동안 고생 많으셨습니다. 제 코골이가 보통이 아닌데 그 옆에서 주무셨으니… 하하하."

김영진 씨가 싱글벙글 하는 모습을 보자 필자는 그간의 고생이 다 보상받는 듯했다.

"집에서도 원장님이 곁에서 챙겨 주시는 것처럼 그렇게 효소식을 반드시 지키겠습니다. 효소가 제 몸을 고쳤는데 왜 안 먹겠습니까?"

김영진 씨는 효소식을 열심히 지키며 일주일에 한 번 꼴로 내원했다.

한 달 정도 지나자 그는 잠을 편안하게 잘 수 있게 되었다. 그리고 협심증도 개선되었다. 두 달이 경과한 후 드디어 발뒤꿈치에 새살이 차올랐다. 괴사가 일어나 움푹 팼던 살이 정상적으로 회복되고 있는 것이다. 이 모든 현상은 바로 발효 한약이 만들어낸 기적이었다. 필자를 마주한 김영진 씨는 운동회를 앞둔 어린애처럼 들떠 있었다.

"발이 다 나으면 젊은 애들이 신는 메이커 운동화를 하나 살 겁니다. 요즘 걷기 열풍인데 집사람하고 같이 해보려고요. 그동안 발도 발이지만 심장에 무리가 갈까봐 운동은 꿈도 못 꿨는데 원장님 덕분이 용기를 가지게 됐습니다."

당뇨로 인한 합병증은 그 범위가 매우 넓다. 걸쭉해진 피가 오장육부에 제대로 영양분을 공급해주지 못하면서 눈과 다리, 신장과 심장, 간까지 순서 없이 망가뜨리는 것이다. 그래서 당뇨는 수치가 아닌 몸 자체를 회복시키고 근본을 고치는 것이 가장 중요하다. 발효 한약을 이용한 청혈해독요법이야말로 무엇보다 효과가 빠르고 정확하다. 세포를 살리고 인체를 정화하는 과정을 통해 피와 오장육부, 뼈에 이르기까지 건강한 기운을 불어넣기 때문이다.

어느 날 김영진 씨에게서 전화가 왔다.

"원장님, 지금 집사람하고 같이 걷고 있습니다. 모두 다 원장님 덕분입니다. 집사람 평생 소원이 남편 손 잡고 산책하는 것이었는데 이제야 들어주게 되었습니다. 정말 감사합니다. 원장님, 이 은혜는 절대 잊지 않겠습니다."

전화를 거는 그의 음성에 섞여 그의 부인이 웃는 소리와 함께 명랑하게 지저귀는 새 울음 소리가 들려왔다.

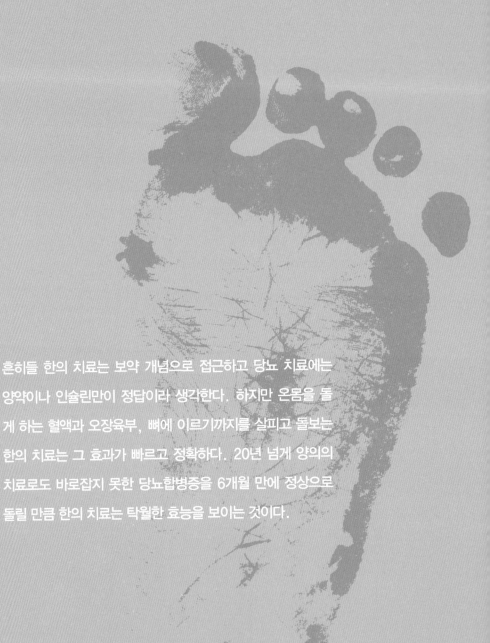

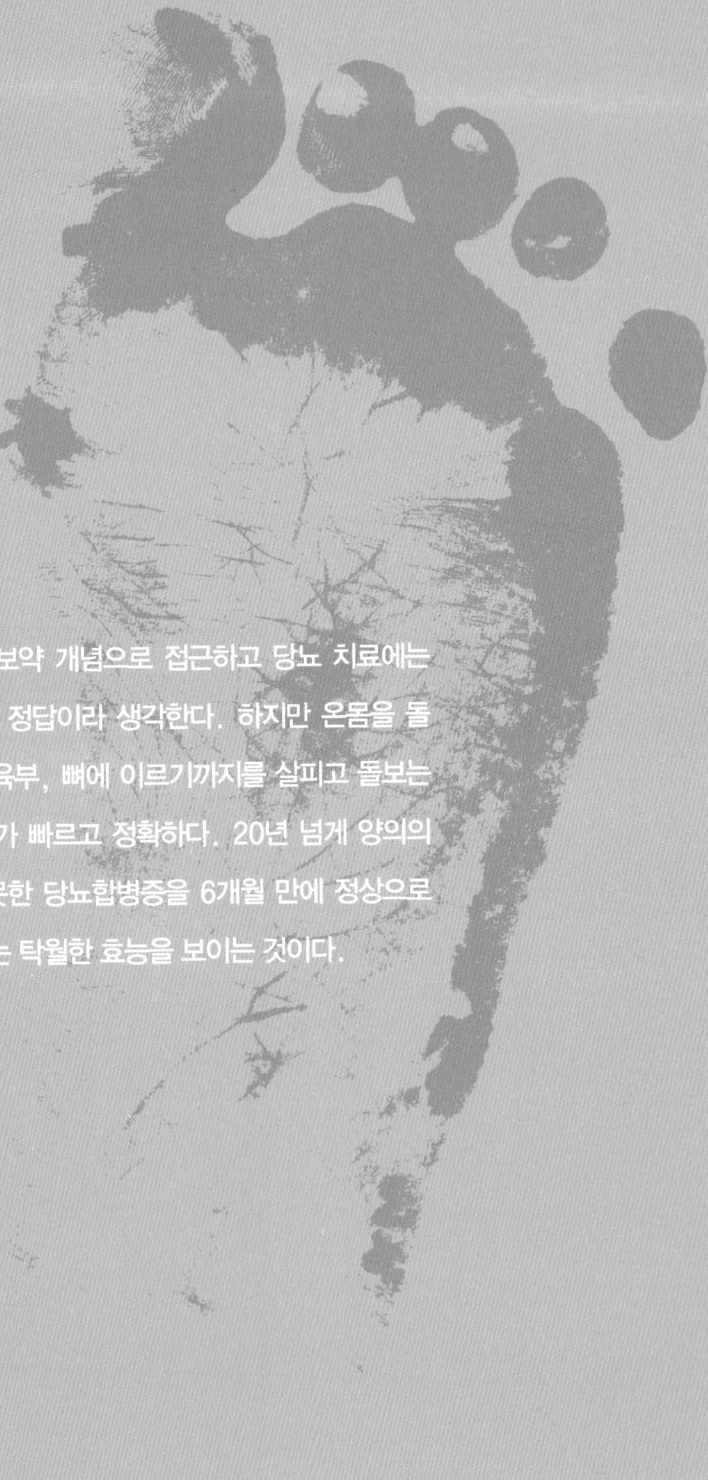

흔히들 한의 치료는 보약 개념으로 접근하고 당뇨 치료에는 양약이나 인슐린만이 정답이라 생각한다. 하지만 온몸을 돌게 하는 혈액과 오장육부, 뼈에 이르기까지를 살피고 돌보는 한의 치료는 그 효과가 빠르고 정확하다. 20년 넘게 양의의 치료로도 바로잡지 못한 당뇨합병증을 6개월 만에 정상으로 돌릴 만큼 한의 치료는 탁월한 효능을 보이는 것이다.

PART 1

PART 2

PART 3

PART 4

PART 5

PART 3

정확한 진단, 획기적인 처방… 의성의 청혈해독과 신침요법!

1 한의 진찰로 당뇨의 정확한 원인을 파악하라

중국의 신의(神醫) 화타에게 어느 날 아심과 이연이라는 관리 둘이 찾아왔다. 두 사람은 모두 전신에 열이 퍼져 있었고 심한 두통으로 고생하고 있었다. 겉으로 보면 병증이 똑같았던 것이다. 그런데 화타의 처방은 뜻밖이었다.

"아심은 설사를 해야 하고 이연을 땀을 내야 한다."

두 사람이 돌아간 후 제자가 화타에게 물었다.

"스승님, 두 사람이 똑같은 병으로 고생하는데 어째서 처방이 다른지요?"

이에 화타는 이렇게 대답했다.

"아심은 체구가 우람하지만 속이 약하고 이연은 체구는 작지만 속이 튼튼하다. 두 사람의 겉과 속이 다르니 자연 처방도 다른 것이다."

《동의보감》을 펼치면 제일 처음 나오는 것이 신형장부도(身形臟府圖)이다. 허준은 여기에서 주단계(朱丹溪)의 형색(形色)에 대한 얘기를 이렇게 쓰고 있다.

'사람에 따라 형(形)과 색(色)이 다르고 장부(藏府)도 다르므로 외부 증상은 비록 같다 하더라도 치법(治法)은 사람에 따라 확연히 다르다'

양의의 진단은 개인체질의 편차에 의한 진단보다 보이는 증상에 치중한다. 일례로 고열에는 해열제를 쓰고 염증에는 소염제를 쓴다. 양의에서 병을 진단할 때 생화학적 검사법이나 엑스레이, CT나 MRI 촬영을 통한다.

하지만 한의에서는 병증보다 개인의 체질적 편차에 중심을 두고 병을 진단한다. 한의에서는 물리적인 기계를 이용하기보다 한의사 직관에 의한 4진에 의해 병증을 대부분 찾아낸다. 4진이란 망진(望診), 문진(聞診), 문진(問診), 절진(切診)을 말한다. 주단계가 말하는 '형(形)과 색(色)'을 통해서 질병을 진단하고 치료하는 것은 망진에 속한다.

어떤 환자는 진료를 받기도 전 자신의 병을 가르쳐달라고 떼를 쓰는 경우도 있다. 환자들은 한의사가 맥만 짚어보아도 자신의 병을 정확히 알아맞혀야 유능한 의사라고 오인하기도 한다. 이는 한의학이 비과학적이라고 오인 받는 이유 중 하나다. 한의사는 의사일 뿐이지 절대 무당이나 점쟁이가 아니라는 것을 이 기회에 환자들이 알았으면 한다.

환자가 4진에 적극적으로 협조하는 것이 병의 정확한 진단과 적합한 치료를 받을 수 있는 최선의 방법이다.

망진(望診)

망진이란 환자의 상태를 눈으로 살펴보는 것이다. 환자의 전체적인 겉

모습과 행동을 살피고 체격, 골격, 얼굴 생김, 용모, 혈색, 혀와 손톱의 색, 부종(浮腫)의 유무 등을 본다.

병을 보려면 오장육부를 파악해야 한다. 양의에서는 기계를 이용한 검사로 오장육부를 파악하지만 한의에서는 형(形)과 색(色)을 통해서 오장육부를 파악한다.

형을 살핀다고 하는 것은 실은 그 속에 든 기(氣)의 흐름을 인지하는 것이다. 한의학은 형(形) 중심 의학이 아니라 기(氣) 중심 의학이기 때문이다. 형 속에 숨어 있는 기의 작용에 따라 변화하는 것을 인지하는 게 한의학이다.

쉽게 말하면 밀폐된 공간에서 밖을 내다본다고 가정해보자. 밖의 풍경은 나무 한 그루, 풀 한 포기 없는 허허벌판이다. 바람이 분다고 해도 공간 속에 갇힌 나는 바람의 존재를 느낄 수 없다. 바람이 세차게 불어도 움직일 수 있는 물체인 형(形)이 없기 때문이다. 바람에 흔들리는 숲이나 풀이 있어야 바람의 존재를 인지할 수 있다.

이처럼 형(形)은 그 속에 든 기(氣)의 흐름에 따라 색(色)이 드러난다고 할 수 있다. 망진에서 색을 본다는 것은 오장을 보는 것이고 신(神)의 상태를 보는 것이다. 색은 얼굴에서 살피는데 오색(五色)을 보고 오장(五臟)의 외증(外證)과 열증(熱證)을 알 수 있다.

동의보감 〈내경〉편에는 이렇게 나와 있다.

간병증(肝病證)에 '肝熱者 色蒼而爪枯'라고 했으니

'간에 열이 있으면 얼굴빛이 퍼렇고 손톱이 마른다'.

심병증(心病證)은 '心熱者 色赤而絡溢也'

즉 '심에 열이 있으면 얼굴색이 벌겋고 낙맥(絡)으로 피가 많이 나간다'.

비병증(脾病證)은 '外證面黃 善噫善思善味'

즉 '겉으로 나타나는 증상은 얼굴색이 누렇고 트림이 잘 나며 생각이 많고 맛을 잘 아는 것이다'.

폐병증(肺病證)은 '肺熱者 色白而毛敗'

'폐에 열이 있으면 얼굴색이 허옇고 머리털이 바스러진다.'

신병증(腎病證)은 '腎熱者 色黑而齒枯'

'신에 열이 있으면 얼굴색이 까맣고 이가 마른다.'

망진에서 혀를 보는 것은 혀에 오장육부의 상태가 잘 나타나 있기 때문이다. 혀 자체와 혓바닥에 낀 설태, 혀의 움직임이나 모양을 본다. 그 외에 대변과 소변, 분비물, 머리카락, 눈, 귀, 치아, 잇몸을 살펴보는 경우도 있다.

한의에서 눈, 코, 귀, 입, 혀의 오관은 오장과 밀접한 관련을 맺고 있는 기관이다. 장부(臟腑)에 이상이 생기면 그 반응은 즉시 오관에 나타난다.

눈은 간의 구멍이다. 즉 눈은 간의 관리를 받고 있다. 간기능에 문제

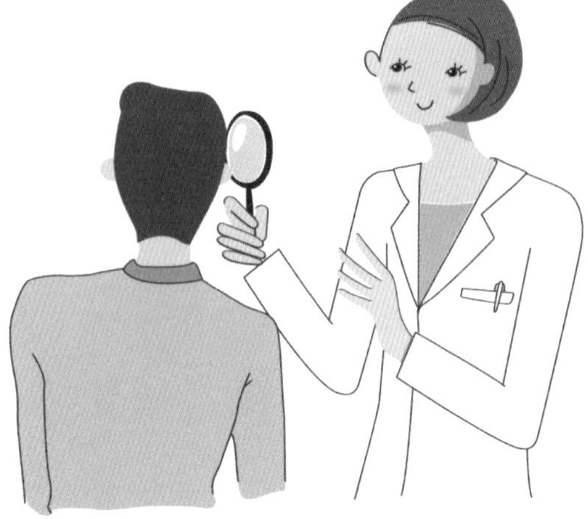

가 발생하면 시력이 떨어지며 흰자위가 푸른색을 띠게 된다.

코의 관장은 폐다. 폐의 기능에 문제가 발생하면 냄새를 잘 맡지 못하고 호흡곤란이나 얼굴색은 창백한 흰빛을 띠게 된다.

귀의 관장은 신이다. 신 기능에 문제가 생기면 귀가 잘 안 들리고 이마는 검은색을 띠게 된다.

입의 관장은 비다. 비장의 기능이 정상이면 식욕이 왕성하지만 문제가 생기면 식욕이 없어지고 입술색은 황색으로 변한다.

혀는 심의 관장이다. 심장 기능이 정상이면 맛을 잘 분별할 수 있으나, 문제가 생기면 맛의 구별이 어렵고, 혀가 마르고 말리며 심지어 말하는 데도 애를 먹게 된다.

이처럼 한의학에서는 시시각각 변화하는 인체의 생기를 보고서 그때그때의 병의 상태를 파악한다. 이를 망진이라고 한다.

문진(聞診)

문진은 환자의 목소리나 기침소리, 배에서 나는 소리 등으로 진단한다. 환자에게서 나는 냄새도 병증을 판단하는 단서가 된다.

목소리는 정력의 척도라고 할 정도로 음성에는 기(氣)가 실려 있다. 청년의 목소리가 우렁차고 노인의 목소리가 쇠한 것은 기의 강약 때문이라고 할 수 있다.

숨소리 역시 병의 진단에 매우 중요하다. 갓 태어난 아기는 배로 숨을 쉬고 중년은 가슴으로 숨 쉬며 노인은 목으로 숨을 쉰다. 죽었을 때 목숨이 끊어진다고 하는 것은 그 때문이다. 건강하게 장수하기 위해서는 복식호흡을 해야 한다. 등산 같은 운동을 하게 되면 자연히 복식호흡을 하게 된다.

입 냄새 역시 병증의 중요한 단서가 된다. 입에서 나는 악취는 단순한 잇몸 염증에 의한 것일 수도 있지만 내부 장기의 이상에서 비롯될 수도 있기 때문이다.

문진(問診)

환자에게 일일이 신체의 자각증세를 물어 병증을 살피는 것으로 한의 진찰 중 가장 중요하다. 생년월일부터 시작해 가장 개인적인 것들을 세세하게 질문한다. 열과 한기, 땀, 식욕, 목마름, 구토, 현기증, 귀울음, 지각이상, 심계항진, 통증, 출혈, 어깨 결림, 월경 이상, 두통의 유무, 대소변의 상태 등을 묻는다.

이때 아프지 않은 곳의 상태도 질문한다. 병증만 진단하는 것이 아니라 몸 전체의 상태를 살펴보는 한의학적 특성 때문이다. 즉, 오장육부 가운데 어느 부위의 조화가 깨져 병이 생겼는지를 알아내는 것이다.

절진(切診)

맥을 눌러보는 맥진(脈診, 또는 진맥), 배를 눌러보는 복진(腹診), 아픈 부위를 직접 만져보거나, 눌러보고 관련 경혈을 눌러 보는 진단 방법이다. 맥진은 4진 가운데 가장 어렵고 까다롭다. 섬세한 감각과 풍부한 임상 경험이 필요한 진단 방법으로 맥을 짚어 한열, 허실, 음양, 기혈 등 병의 상태를 파악한다.

복진은 가슴이나 배, 손발을 눌러 긴장도나 저항, 압통, 통증의 유무, 배의 소리 등을 참고로 실증인지 허증인지 판단한다.

한의에서는 위의 4진을 통해 병증을 정한다. 또한 몸에 나타나는 여러 가지 상태에 따라 실증(實證)이나 허증(虛證)이냐를 따지고 기병(氣病)인지 혈병(血病)인지를 따진다. 이때 우리 몸에 나타나는 종합적인 상태를 '증(證)'이라고 한다. 한의에서는 몸에 나타나는 '증'을 보고 치료 방법을 정한다.

한약은 몇 개월 먹어야 효과가 나타나는 것으로 보는 것이 일반의 인식이다. 한약을 보약이라 생각하는 잘못된 상식 때문이다. 만약 한약 처방이 제대로 된다면 복용 직후 몇 십초에도 효과가 나타나기도 한다. 만성질환이라 하더라도 2주일 정도 치료를 하면 좋은 효과를 거둘 수 있다.

당뇨발 한의 치료 사례 ❺

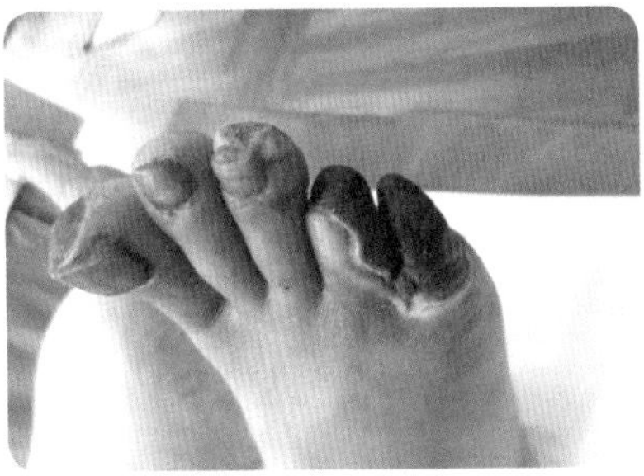

(2013. 07. 5)
괴사 된 부위에 염증 반응이 있고 부종이 심함.

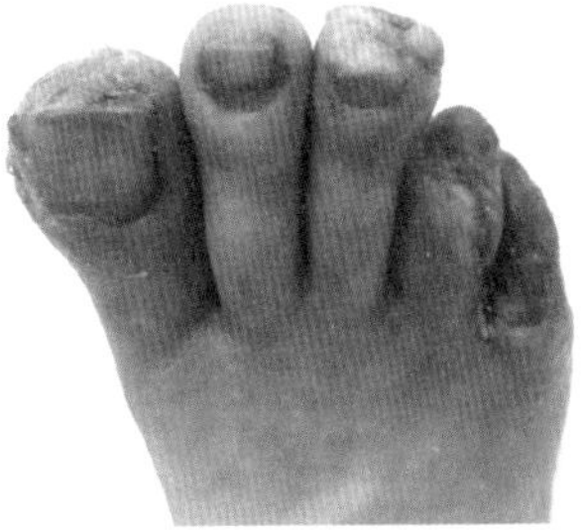

(2013. 07. 27)
부종이 점점 빠지고 있으며 염증 부위가 점점 깨끗해지고 있음.

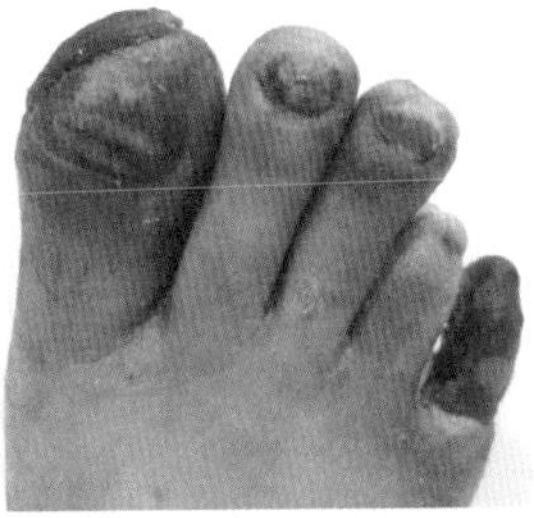

(2013. 08. 24)
4번째 발가락 괴사 조직이 완전히 떨어져나가고 새살이 마무리 됨.

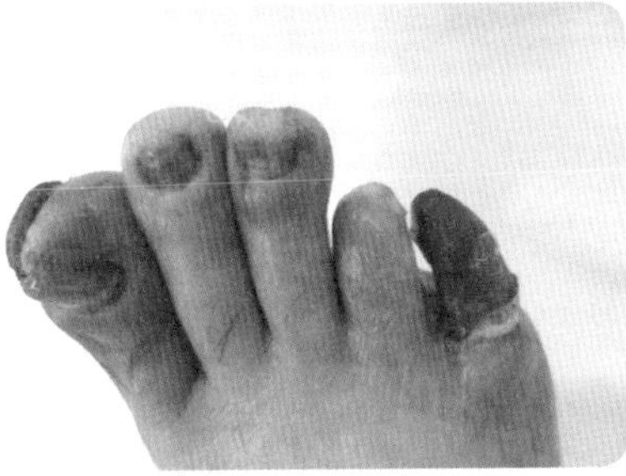

(2013. 09. 17)
5번째 발가락의 괴사 조직이 떨어지려고 많이 흔들거리는 상태.

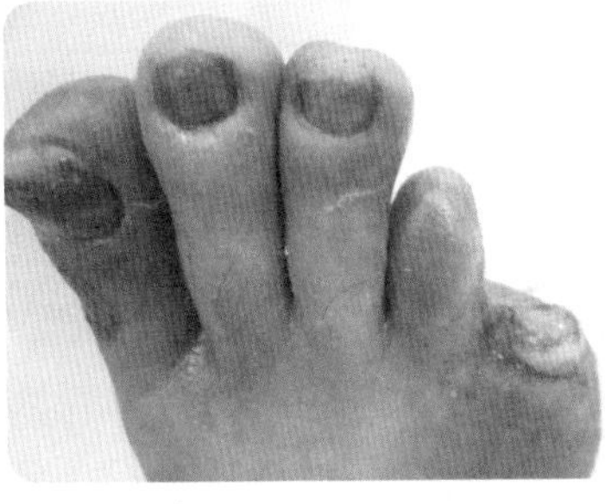

(2013. 10. 10)
괴사되었던 조직이 모두 떨어지고 선홍빛 새로운 표피가 생기면서 상처가 마무리됨.

2 인체의 자생력을 키워주는 청혈해독요법

사람의 몸은 자연과 같다. 머리는 숲이고 뼈는 흙이며 살은 물과 같다. 우주가 둥글듯 머리와 눈, 코, 입, 귀, 가슴, 생식기 모두가 다 둥글다.

하늘의 6극점이 있듯 사람의 몸에는 육부(六腑)가 있다. 또 오행(五行)이 있듯 오장(五臟)이 있고 4절기가 있듯 사지(四肢)가 있으며 땅이 산, 육지, 바다 등으로 이루어져 굴곡이 있듯 사람의 발바닥에도 굴곡이 있다.

자연의 특징은 무엇일까? 절기에 맞는 상황에 따라 아주 정교하게 변화하며 움직인다는 것이다. 자연의 일부인 사람도 마찬가지다. 사람의 몸은 어떤 기계보다도 어떤 시스템보다도 정교하게 유기적으로 연결되어 있다. 어느 한 곳에 심각한 병이 생기면 전신에 영향을 주며 질병이 발생한다. 또 자연의 특징처럼 스스로를 자정하고 치유하는 능력 또한 갖추고 있다.

자연에 무한이 펼쳐진 바다나 울창한 숲을 보자. 불에 타 민둥산이 되고 기름때에 오염되어 해양생물이 죽더라도 적당한 바람과 비, 햇볕만 내려준다면 시간이 흐르면서 스스로 다시금 회복한다. 인간도 마찬가지다.

인간에게는 누구나 스스로를 치유하고 회복하는 자생력이 있고 그 핵심에는 인체에 '영양' '산소' '온기'를 전달해주는 혈액이 있다. 인체를 움직이게 하는 피가 깨끗한 상태에서 활기차게 활동하고 몸을 구성하고 있는 세포들이 건강하다면 어떤 병도 생기지 않는다.

이미 병이 찾아온 상태에서 건강한 몸으로 회복하려면 어떻게 해야 하는 걸까? 방법은 단순하다. 노폐물을 제거해 피를 깨끗하게 만들고 그 피로 하여금 건강한 세포를 많이 생성하도록 하면 된다. 그러면 맑아진 피가 온몸을 구석구석 돌아다니며 병든 부분을 알아서 치료하는 기적을 일으키게 되는 것이다.

당뇨 역시 탁해진 피가 불러온 병이다. 피가 맑아지고 깨끗한 피가 장기에 신선한 에너지를 공급한다면 당뇨 또한 저절로 치유가 되는 효과를 불러오게 된다. 청혈해독요법은 혈액 속에 노폐물을 걸러내고 약해진 뼈에 골기를 불어넣어 몸이 스스로 건강해지도록 돕는 치료법이다. 그리고 그 핵심에는 신비한 발효 한약이 있다.

사람을 살리고 움직이게 하는 소화효소와 대사효소

효소는 이 땅의 생명이 태어나면서 가지게 되는 일종의 유기화합물이다. 육지 식물, 바다 식물, 동물 중에 효소를 가지고 있지 않은 생명은 없으며 사람도 마찬가지다. 효소는 단백질로 이루어진 일종의 촉매라고 볼 수 있으며 몸을 구성하는 세포 속에서 몸의 화학적 반응을 유지시키는 역할을 한다. 예를 들어 위에서 분비되는 '위산'도 효소의 일종이다.

효소는 인체를 구성하는 60~100개조의 세포를 만들고, 망가진 세포를 복구하며 몸을 보호하는 등 사람이 살아갈 수 있도록 하는 역할을 한다. 이런 효소의 종류는 헤아릴 수 없이 많지만 학자들이 연구한 바로는 300만 종류가 되는 것으로 알려져 있다. 효소는 일생 동안 생겨나는 양이 한정되어 있어 효소를 아껴 쓰고 낭비되지 않도록 절제하는 습관이 필요하다.

효소의 종류는 크게 두 가지로 구분할 수 있는데 그것은 소화효소와 대사효소다. 소화효소는 말 그대로 음식을 섭취했을 때 그것을 분해해서 영양소로 바꾸는 역할을 한다. 그리고 대사효소는 분해된 영양소를 혈액을 통해 운반해 세포의 활동과 복구를 담당한다. 두 가지 효소는 처음부터 역할이 정해진 경우도 있지만 상황에 따라 형태를 바꾸기도 한다. 소화효소가 많이 필요하면 대사효소가 소화효소로 변신을 하기도 한다는 말이다.

효소는 정해진 양이 한계가 있기 때문에 적절하지 않은 식사를 하게 되면 소화효소에 많은 양이 쓰이게 된다. 적절하지 않은 식사란 소화가 어려운 화식(불에 익힌 음식)과 인스턴트 등의 가공식품, 육류 등이고 과식도 해당된다.

이런 음식을 먹게 되면 분해를 위해 위와 췌장, 그리고 장에 많은 효소를 쓰게 되고 대사효소가 부족해지는 현상이 일어난다. 부족한 대사효소로 뇌, 심장, 신장, 폐, 근육 등을 움직이느라 과부하가 걸리고 몸 안 기관들이 서로 효소를 얻기 위해 쟁탈전을 벌이게 되는 것이다.

절식과 단식에 발효 한약을 더하면 몸은 청소를 시작한다

대사효소에 비해 소화효소가 많이 필요하면 얼마 안 되는 효소를 서로 쓰기 위해 경쟁이 일어난다. 정해진 효소 안에서 서로 필요한 것을 얻으려 하니 몸의 신진대사는 엉망이 되고 이는 고혈압, 당뇨, 암, 심장질환, 관상동맥질환 등 만성질환의 원인이 된다. 여기다가 스트레스가 더해지면 더 많은 효소가 쓰여져 최악의 몸 상태를 맞게 된다.

효소는 혈액을 정화시키는 중요한 일꾼이다. 혈액 속의 노폐물과 염증을 분해함은 물론 혈중 콜레스테롤을 용해시키는 역할을 한다. 이러한 일꾼이 자신의 자리에서 제대로 일을 하도록 엉뚱한 곳에 힘을 쓰지 않게 도와야 한다.

그렇다면 효소가 제대로 활동하기 위해선 어떤 노력을 해야 할까? 그것은 몸 안의 노폐물이 빠져나갈 수 있도록 몸을 비우는 것이다. 간단히 말하면 엉망으로 어질러진 집을 새롭게 보수하기 위해 청소를 하는 것과 같다.

노폐물을 비우기 위해 가장 먼저 할 일은 음식을 덜 먹는 것이다. 현대인들은 너무 많은 음식을 먹어 소화기관이 쉴 틈이 없다. 그런데 소화기관에 휴식을 주게 되면 그만큼 소화효소의 쓰임이 덜하기 때문에 몸이 정상화되는 데 도움이 된다. 그리고 절식을 통해 효소를 아낄 수 있기 때문에 대사 활동이 원활해지고 노폐물이 저절로 빠져나오게 된다.

인체의 노폐물이 많이 축적되어 있는 지방이 감소하게 됨은 물론 그 지방을 태워 활동에 필요한 에너지를 얻게 된다. 음식을 덜 먹음으로써 효소의 건강한 움직임을 촉진하는 것과 더불어 다이어트까지 되는 1석 2조의 효과도 얻게 되는 것이다.

그렇다면 어떻게 덜 먹어야 될까? 물만 마시면서 무조건 굶어야 되는 것일까? 그렇지 않다. 물만 마시면서 음식을 섭취하지 않으면 제대로 노폐물이 빠져나가지 않을 뿐만 아니라 혈액의 산성화가 일어나 뼈의 기운이 감소해 골다공증을 불러오는 역효과가 일어난다.

일부 환자들은 절식과 금식을 권하면 가뜩이나 당뇨로 체중이 빠지는데 영양실조에 걸리지 않을까 걱정한다. 그런데 몸이 말랐다고 해서 무조건 음식을 많이 먹어야 하는 것은 아니다. 현대인들은 겉으로 보이기에는 말랐을지 모르지만 운동부족과 기름진 음식 때문에 피와 내장에 지방이 많이 끼어 있다. 지방을 없애기 위해서는 몸을 비우는 것이 필요하며 실생활에 필요한 에너지는 양질의 발효 한약을 섭취함으로써 보충해주는 것이 좋다. 쉽게 이야기하면 지방 찌꺼기로 찌든 혈관을 발효 한약으로 청소를 한다고 생각하면 된다.

효소를 섭취하는 것이 왜 중요할까? 거듭 말했듯 우리가 쓸 수 있는 효소는 한정이 되어있으므로 부족한 효소는 보충을 해주어야 하는 것이다.

안 좋은 음식을 먹었거나, 아니면 피가 탁해져 있을 때는 대사효소가 부족해지기 쉽다. 소화를 시키는 데 너무 많은 효소가 쓰이거나, 지방 찌꺼기로 찌든 혈관과 혈액 때문에 막상 몸의 각 부분에 에너지를 전달하는 대사효소가 부족해지거나 과부하가 걸리는 현상이 일어나는 것이다.

하지만 음식물을 분해하는 소화효소보다 몸을 움직이게 하는 대사효소가 많아야 건강하다. 소화만 시키고 그 영양분이 적소에 전해지지 않는다면 아무 소용이 없는 것이다. 대사효소가 소화효소보다 많은 상태를 건강 상태, 반대로 소화효소가 대사효소보다 많은 것을 반 건강 상태라고 한다.

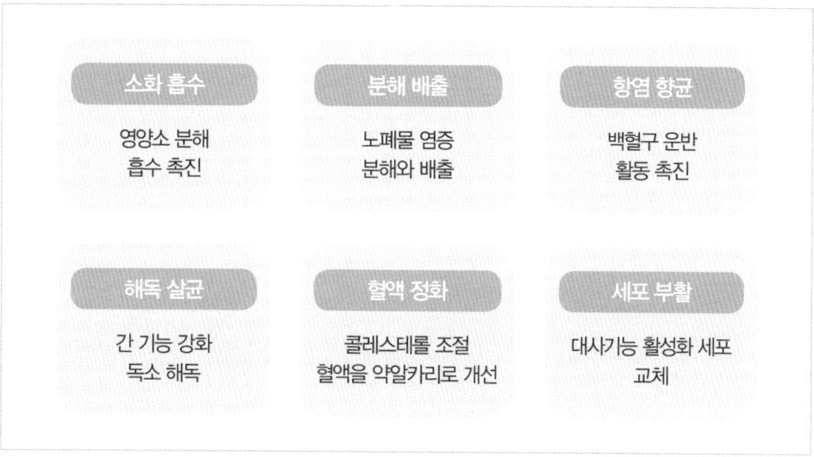

발효 한약을 이용한 청혈해독 과정

지구상에 있는 모든 생명에는 효소가 있다. 동물을 비롯해서 곡류, 채소류, 해조류에도 효소는 존재한다. 발효를 이용해서 몸 안에 효소를 보충해주면 우리가 쓸 수 있는 효소도 늘어나게 된다.

절식을 하면서 발효 한약을 함께 복용했을 때 노폐물은 빠져나가면서 대사효소는 늘어나는 효과를 누리게 된다. 그리고 물 단식만 했을 때 발생할 수 있는 골다공증과 생식능력 저하같은 증상을 피할 수 있으며 오히려 뼈의 기능은 강화되고 양질의 영양소로 몸의 기운도 되찾을 수 있다. 이것이 반 건강 상태에서 건강 상태로 가는 길이다.

8가지 발효 한약으로 몸을 비우고 채우기

필자가 환자들에게 제공하고 있는 발효 한약은 총 8가지로 곡류, 해조류, 생약, 버섯류를 저온으로 발효해 양질의 발효산물을 생산한 것이다. 저온 발효를 하게 되면 건조만으로 만든 제품보다 흡수율이 높아지고 기능도 월등히 올라간다.

발효를 거듭할 때마다 효과는 상승한다. 청국장이 그냥 콩보다 흡수율이 높고 영양 성분이 높아지는 것과 같은 이치다. 대개 설탕을 넣어 보존율을 높이고 발효의 도움도 받지만 우리 효소는 곡류를 이용해 발효해 설탕에는 있지 않은 미네랄 등 다양한 성분을 더했다.

8가지 발효 한약중 곡류는 콩이나 현미, 보리, 율무 등 갖가지 곡식들을 이용하는데 양질의 탄수화물로 공복감을 해소하고 근력을 주는 등 몸이 회복하는 역할을 한다.

해조류는 바다 속에서 오염이 덜 된 미역, 다시마, 톳, 김 등을 발효해 얻어낸 것으로 비타민이 풍부하고 양질의 단백질이 들어 있으며 몸을 해독하는 기능이 뛰어나다.

생약은 황기, 구기자 등 그냥 먹기 어려운 한약을 발효해 쓴 맛과 독성을 없애며 그 효과 또한 높인 것이다.

또한 《본초강목》에서 '몸이 가벼워지고 늙지 않아 오래 살게 되어 신선에 이르게 한다'고 말하는 버섯류(표고, 운지, 상황, 영지)를 더해 장내 건강을 활성화하고 몸을 해독하는 기능 또한 얻게 한 것이다.

이 발효 한약들은 체질과 상관없이 누구나 먹을 수 있다. 하지만 의사의 정확한 처방을 통해 복용의 횟수와 양은 정해야 한다.

발효 한약은 각 식품이 갖고 있는 독성들을 제거하여 추출했기 때문에 누구든지 복용하면 부작용 없이 몸이 정화되는 과정을 경험할 수 있다. 복용 기간은 환자마다 일주일에서 육 개월로 다양하다. 환자의 상태에 따라

해독되는 속도에 따라 다른 시간이 적용되는데 발효 한약을 복용하게 되면 몸 안에서 놀라운 반응이 일어나게 된다. 이를 '호전반응'이라고 한다.

인체가 정화되는 신호, 호전반응

발효 한약을 복용하고 3일에서 일주일 정도의 시간이 지나면 두통이나 발열, 설사, 피부 발진, 욱신거림이 나타나게 된다. 이는 인체의 정화 과정 중 나타나는 자연스러운 현상이다. 발효 한약을 복용한 사람이라면 대부분 나타나게 되므로 두려움에 사로잡힐 필요는 전혀 없다. 인체 스스로가 회복된다는 신호기 때문이다. 호전반응이 힘들거나 괴로우면 몸에 그만큼 독소가 많이 쌓였다는 뜻으로 힘들수록 빨리 호전됨을 알아야 한다.

호전반응이 나타나는 근본적인 이유는 치유 단계에서 자기분해가 일어나기 때문이다. 외부로부터 영양이 공급되지 않으면 몸속 노폐물들은

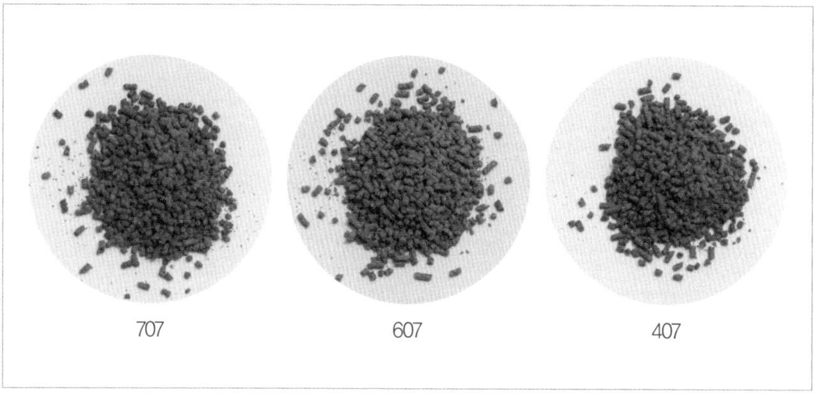

곡류, 해조, 생약류를 발효해 만든 발효 한약

하나의 에너지로 변신하게 되는데 이때 지방을 활용하게 된다. 지방이 빠른 속도로 타면서 다량의 오염물질이 발생하게 되고 많은 대변을 보게 된다. 노폐물은 버려지고 몸 안의 장기는 발효 한약의 도움을 받아 제기능을 되찾게 된다. 소화효소보다 대사효소가 많아지고 피와 장기가 힘차게 역동하는 건강 상태로 진입하게 되는 것이다.

이렇게 청혈해독요법으로 오장육부가 깨끗해지고 혈액 또한 맑아지면 자연의 일부인 우리 몸은 스스로 자정하는 과정을 통해 질병을 몰아내게 된다. 이것이 우리 병원에서 실행하고 있는 청혈해독요법이다.

김중수 씨(가명, 남, 57세)가 당뇨를 앓기 시작한 것은 1998년부터이다. 김중수 씨는 병원에서 당뇨 치료를 위해 아침에 인슐린 40단위를 투여했고 아침, 저녁으로 베이슨을 한 알씩 복용하고 있었다.

김중수 씨가 내원했을 당시의 상황은 신장 기능이 13% 정도밖에 남지 않아 병원에서 투석을 권하고 있었다. 신장 이상으로 온몸에 가려움증으로 고생하고 있었고 부종과 함께 소변을 보면 거품이 심하게 섞여 나왔다.

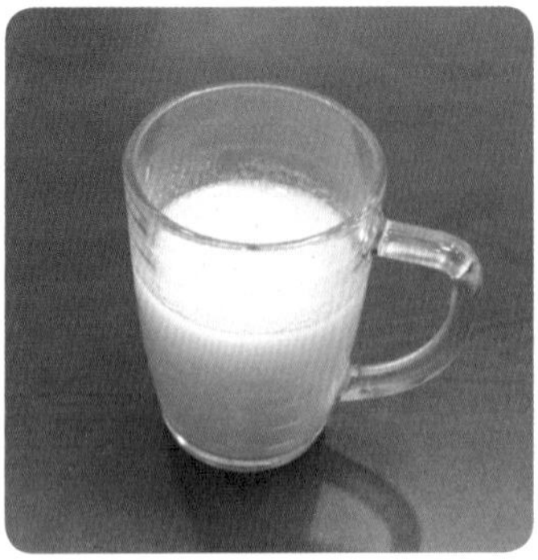
근기를 더해주는 효소식

김중수 씨와 같이 신장이 나쁜 환자는 몸의 전체적인 균형을 맞추는 것이 우선이다. 신장 기능의 이상으로 약의 흡수가 되지 않기 때문에 약을 복용해도 효과를 보기가 어렵기 때문이다. 김중수 씨의 신장 기능을 개선하기 위해서는 침과 탕약 요법과 효소식을 통한 청혈해독요법으로 몸의 기운을 돌리는 치료에 들어가야 했다.

그동안 김중수 씨는 몸이 낫기 위해 안 먹어본 것이 없었다. 각종 민간요법은 물론이고 홈쇼핑에서 판매하는 효소도 먹고 비타민과 영양제도 한주먹씩 먹고 있었다.

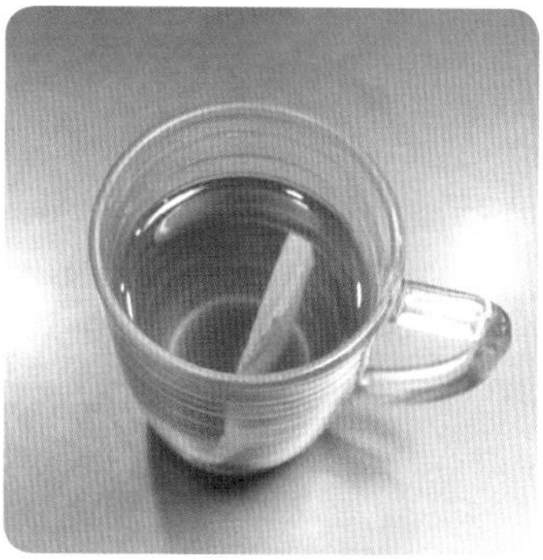
노폐물을 빼주는 발효차

그 모든 약과 건강식품을 끊고 발효 한약으로 온 몸의 독성을 제거하는 청혈해독요법에 들어갔다. 그러자 몸에서 심한 악취가 나면서 머리가 지끈거리며 아픈 반응이 왔다. 강한 호전반응에 김중수 씨는 심한 고통을 호소해왔다.

"몸이 낫는다는 신호이니 조금만 참고 고비를 넘기셔야 합니다."

필자의 말에 김중수씨는 불안을 해소하고 묵묵히 필자를 따라주었다. 보름 정도 시간이 흐르자 호전반응도 점차 사라졌고 침과 약의 반응도 빠르게 나타나기 시작했다.

김중수 씨의 당화혈색소는 처음 내원했을 때의 9.6%에서 8.2%로 떨어졌고 현재 6.7%로 좋아졌다. 또한 신장 기능이 안정되어 가려움증이 거의 없어졌으며 소변에 거품이 섞여 나오는 증상과 부종도 대부분 소실되었다. 발효 한약을 통한 청혈해독요법으로 몸의 전체적인 기운이 상승되어 제자리를 찾은 것이다.

청혈해독요법은 우리 몸속의 피와 오장육부를 강화해 조직을 회복시키고 인체가 가진 자생력을 북돋아주는 치료다. 분말로 만들어 간편하게 복용할 수 있도록 한 발효 한약은 자연치유력을 높여 병을 이겨나가게 하는 힘이 있다.

거듭 말했듯 사람은 자연의 일부로 적당한 비와 바람, 햇볕을 맞는다면 스스로를 지키고 회복하는 치유력을 갖게 된다. 마치 새까맣게 탄 산에 다시 꽃과 나무들이 피어나고 동물들이 뛰노는 것과 마찬가지로 말이다. 이렇게 사람의 치유력을 돕고 증진시키는 데 발효 한약은 비와 바람, 햇볕의 역할을 한다. 이것은 겉으로 보이는 수치를 조절하는 것과는 그 근본이 다른 것이다.

한의학은 인체가 기본적으로 가지고 있는 치유력을 북돋아주면서 몸을 고치는 데 그 중점을 둔다. 그렇게 인체가 자기치유력을 회복할 때 당뇨와 같은 만성질환도 다스릴 수 있게 되는 것이다.

귀신 같은 침과 약, 신침선약요법 3

당뇨병 치료는 몸의 자생력을 키우는 청혈해독요법과 신침, 그리고 선약 이 세 가지가 삼합으로 이루어질 때 최상의 효과를 발휘한다. 발효 한약으로 몸 안을 청소해 스스로 몸이 기능할 수 있는 자생력을 높이고 신침과 선약으로 취약한 부분의 재생을 더 촉진할 때 비로소 당뇨라는 끈적끈적한 병마가 물러나는 것이다.

신비한 효과를 본다고 해서 이름 붙여진 신침(神針)

신침 · 선약요법은 허준 선생의 《동의보감》과 조선 후기의 사암도인이 남긴 사암오행침법을 기초로 한 치료요법이다. '신침'이란 글자 그대로 '귀신같은 침'을 의미한다. 침의 효과가 워낙 빠르고 확실해 붙여진 이름이다. 침을 맞으면 효과가 즉시 나타나 대부분의 사람들이 '귀신같다' '신기하다'라고 말한다.

침을 놓는 부위가 기존 침술과 다르게 팔꿈치나 무릎 이하 부위에 2~4개의 침만을 사용해서 치료 효과를 높인 신침 요법은 환자의 병의 경중과 종류에 따라 달라진다. 환자의 오장육부의 허와 실을 면밀히 파악해 침을 놓음으로써 병의 치료에 탁월한 효과를 보이는 신침 요법은 환부의 반대쪽, 즉 아프지 않은 부위에 침을 놓는 것이 특징이다. 《동의보감》에 보면 '왼쪽 병은 오른쪽을 치료하고 오른쪽 병은 왼쪽을 치료한다'고 되어 있는데 이 원칙을 따른 것이다.

침을 놓을 때는 오른쪽이나 왼쪽으로 침을 아홉 번 또는 여섯 번 돌려 침의 효과를 극대화한다. 무릎 아래와 팔꿈치 아래에 주로 침을 놓는데 돌리는 방향과 횟수는 환자의 성별, 침을 놓는 시간이 오전인가 오후인가에 따라 달라진다. 또한 체질과 병의 경중, 통증 부위에 따라서도 달라진다.

이런 이유 때문에 환자는 처음 내원하면 몸의 현재 상태와 과거 상태

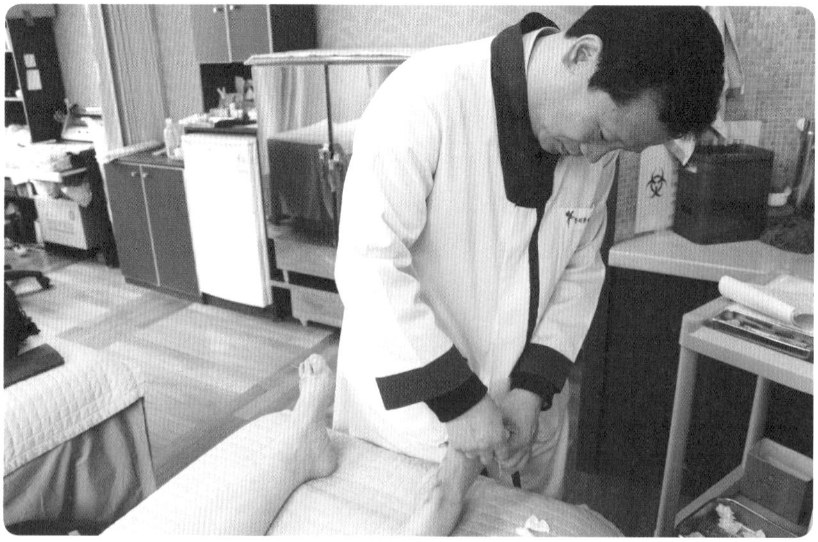

를 자세히 말해야 한다. 또한 병의 특징 등에 대한 상세한 문진과 맥진, 복진 등을 받아야 하며 많은 설문에 응해야 한다.

신침 요법에서 가장 중요한 것은 병의 정확한 원인을 파악하는 일이다. 따라서 환자가 내원하면 진료를 받기 전 15분가량 먼저 자세한 상담을 하게 된다. 이때 발효 한약과 선약요법을 병행하는 환자는 의사와 30분 내외의 상담을 해야 한다. 어떤 환자들은 이런 상담을 거추장스러운 것으로 생각해 불만을 표시하기도 한다. 또 어떤 환자들은 너무 많은 정보를 접해 특정한 치료를 요구하거나 '내 몸은 내가 안다'라고 말하며 상담을 무시한다. 하지만 그래서는 빠르고 정확한 치료가 이루어질 수 없다.

모든 질병은 오장육부의 허와 실에서 발생하기 때문에 환자의 상태를 정확히 아는 것이 치료의 기본 조건이다. 같은 병이라도 오장육부의 상태에 따라 치료 방법이 달라진다. 그리고 그래야만 환자의 허와 실을 보충하고 제자리로 돌려놓을 수 있는 정확한 침 자리를 결정할 수 있다.

침을 맞게 되면 몸속의 엉킨 줄이 풀려 기의 순환이 원활해지는데 그런 의미에서 불로장수하게 된다는 뜻의 '신침'이라는 이름의 뜻도 아주 중요하다. 신침 요법은 당뇨합병증 외에 모든 질병에서 뛰어난 치료 효과를 본다. 이는 임상에서 직접 환자를 치유한 결과 얻어진 것이다.

정확한 침자리를 선택하기 위해서는 12경락을 알아야 하는데 인체의 몸과 마음을 움직이는 것은 기와 혈이다. 기와 혈이 지나는 경락과 그 마디마디의 혈 자리는 오장육부와 연결돼 있으며 침은 경락을 자극해 오장의 문제를 개선한다.

우리 몸에는 12개의 경락이 있는데 12경락은 고속도로망처럼 퍼져 있

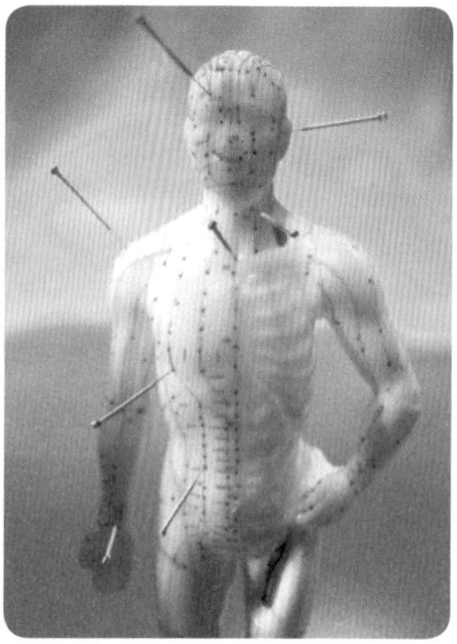

다. 그리고 중간 중간에 톨게이트처럼 휴식처가 있는데 이것이 바로 혈이다. 혈은 구멍인데 기운 나게 하는 곳이라고 해서 경혈이라고 한다. 이 경혈을 자극해 침을 놓는 것이다.

한의에서는 눈이 아플 때 새끼발가락이나 엄지발가락에 침을 놓기도 한다. 인체의 발끝에서 눈까지는 한 길로 연결되는 통로가 있기 때문이다. 한 외국기관이 동양의학에 대한 의문에서 이를 조사했다. 눈의 문제를 어째서 발끝에 침을 놓아 해결하는가 하는 것에 대한 연구였다. 그 결과는 침술의 과학성을 입증해 주는 것이었다.

침을 놓아 눈병을 고치고 허리병과 목 디스크를 고친다. 심지어 침술로 마취까지 가능하지만 양의에서는 이를 절대 신뢰하려 하지 않는다. 침으로 가장 먼저 좋아지는 것은 눈이다. 이는 인체의 정기가 모두 눈에 모인 까닭이다. 대부분 눈이 먼저 맑아지고 난 후 통증 부위가 풀리게 된다.

신침의 효과는 목, 허리 등의 디스크와 관절 등의 통증성 질환뿐 아니라 천식, 간장질환, 소화기 궤양, 급만성 위염 등과 같은 질환에도 효과를 볼 수 있다. 또한 생리불순과 자궁근종 같은 여성 질환과 남성의 전립선 질환과 발기부전 등의 난치성 질환에도 뛰어난 효과를 볼 수 있다.

가벼운 질환이나 단순 질환은 신침 요법만으로도 치료가 가능하지만 고질적인 난치 질환은 선약요법과 병행돼야 치료 효과가 극대화된다. 먼저 신침을 놓은 뒤 환자의 몸 상태가 달라지는 것을 관찰한 후 환자에게 맞는 약을 처방한다.

무병장수하라는 의미의 선약(仙藥)

한약의 기원은 상고시대 신농씨(神農氏)로 올라간다. 신농에 대해서는 많이 알려져 있지 않다. 다만 중국의 고대 신화나 전설을 통해 신농의 모습을 상상해 낼 수 있을 뿐이다. 신농씨는 질병을 치료하기 위해 식물, 동물, 광물을 채취해 하나씩 맛을 보고 독이 들어있나 없나를 실험했다. 신화(神話)에는 신농이 붉은 채찍을 들고 다니며 먹을 수 있는 음식과 먹을 수 없는 음식을 구분했다고 한다.

신농은 직접 식물의 맛을 보고 인간에게 해로운 음식과 이로운 음식을 구분해냈다. 신농은 그 과정에서 70여 가지의 독초를 맛보았다고 한다. 필자가 한의사로서 신농의 경지를 생각하면 참으로 경이롭지 않을 수 없다. 필경 신농은 독초를 맛보고 여러 번 쓰러진 경험을 가지고 있을 것이다. 그 때문에 해독제가 되는 식물도 당연히 찾아냈을 것이며 늘 주머니에 해독제가 되는 식물을 넣어 가지고 다녔을 것이다. 그가 독초를 맛보다가 의식을 잃으면서 주머니 속의 해독되는 풀을 필사적으로 입 속에 우겨 넣는 장면을 떠올리는 것만으로도 필자는 가슴이 설렌다.

위앤커가 지은 《중국의 고대 신화》의 '단장초(斷腸草)' 전설에 의하면 신농이 담쟁이 덩굴을 먹었다가 창자가 끊어져 죽었다고 되어 있다. '미쳐야 미친다'라는 누군가의 표현이 있다. 무엇이든 미치지 않고서는 경지에 이를 수 없다는 것을 신농은 극명하게 보여준다. 신농의 이론은 후세로 전해지면서 한의학 최고의 원전인 《신농본초경》으로 발전했다. 이 책에는 3백 65종의 약물을 수록하고 있다. 그 약효에 따라 상약, 중약, 하약으로 구분된다.

의사가 질병을 치료할 때 가장 신경을 쓰는 부분이 약물의 내성에 관한 것이다. 우리 나라 사람들은 약을 남용하는 경향이 있는데 그러다보니 약에 대한 내성이 생겨서 약물의 단위를 자꾸 높이게 된다. 이는 약물에 의한 또 다른 위협 요인이 된다.

현대의학의 발전에도 불구하고 암이나 고혈압, 당뇨, 동맥경화 같은 성인병을 치료시키는 특효약은 없다. 만성질환의 경우 양의 쪽에서는 평생 약을 복용하게 한다. 당뇨에는 인슐린을 주사하고 고혈압에는 혈압개선제를 간염에는 인터페론을 주사한다. 하지만 양약은 일종의 독이다. 몸 안에 있는 독성(질병)을 누르기 위해 더 강한 독이나 반대되는 독을 쓰는 것이다. 그래서 양약에는 항상 부작용이란 그림자가 친구처럼 따라다닌다. 또한 그 위험을 감수하고 10년 이상 복용해도 만성질환은 쉽게 낫지 않는다.

신농이 말한 '본초'란 생명체의 양생, 치료에 쓰이는 천연약물을 뜻하는 것이다. 한약은 식물의 뿌리, 줄기, 잎, 꽃, 열매 등을 쓰기 때문에 인체에 해를 끼치지 않는다. 이는 자연에서 채취해 추출하거나 변형하지 않고 자연물 그대로를 사용하기 때문이다.

한약의 특성은 양약처럼 세균에 직접 작용하지는 않고 손상된 장기나 취약한 장기를 회복시켜 근본적으로 조직을 복구시킨다. 한약을 복용하면 감기 등 잔병치레를 덜하게 되는 현상은 한약의 성분이 인체의 면역 기능을 강화시키기 때문이다.

'선약요법'은 동의보감에 근거해 약을 조제하는 처방법이다. 환자에게 맞는 최적의 처방을 함으로써 병의 뿌리를 제거하겠다는 소망을 실은 것이다. '선약'이란 말은 신선이 먹는 약이라는 뜻으로 불로장생의 의미가 담겨 있다. 환자의 병의 상태를 정확히 알아낸 후 약을 찾겠다는 것이 '선약요법'이다.

당뇨에 좋은 약재들

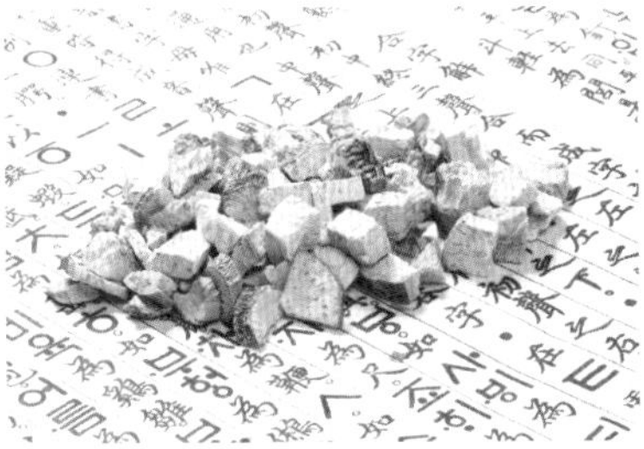

천화분

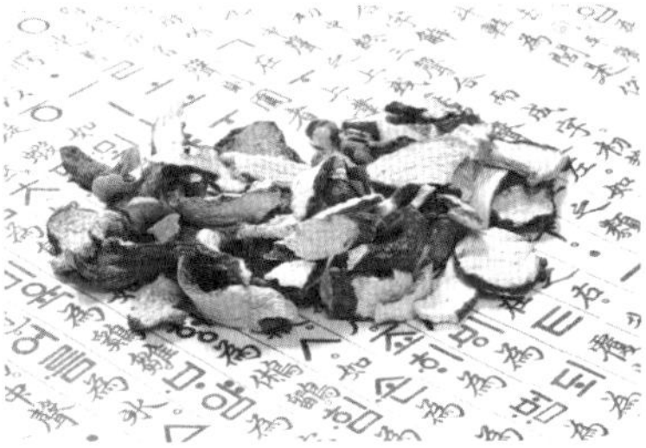

마

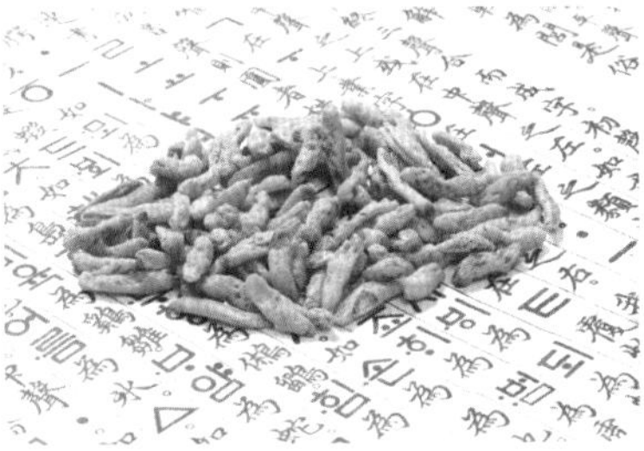

맥문동

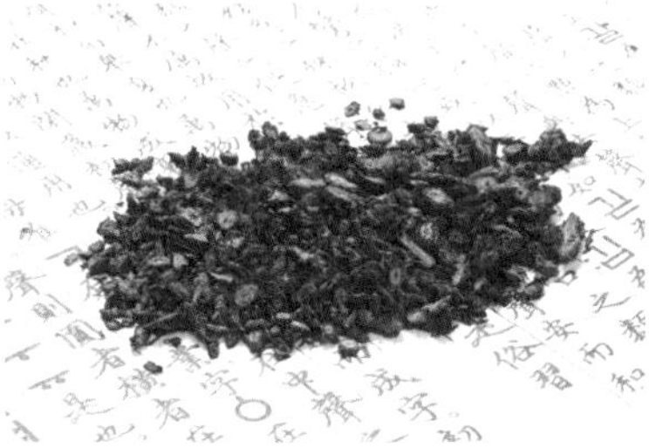

황련

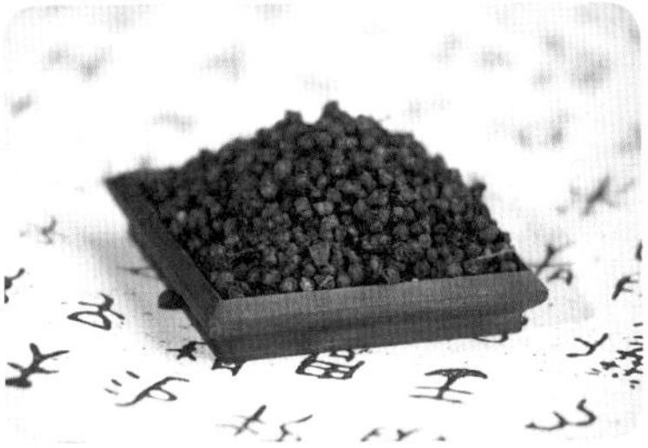

오미자

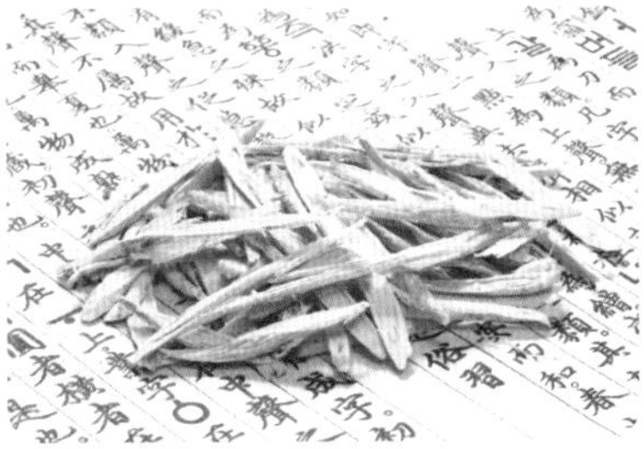

황기

당뇨발 한의 치료 사례 ❻

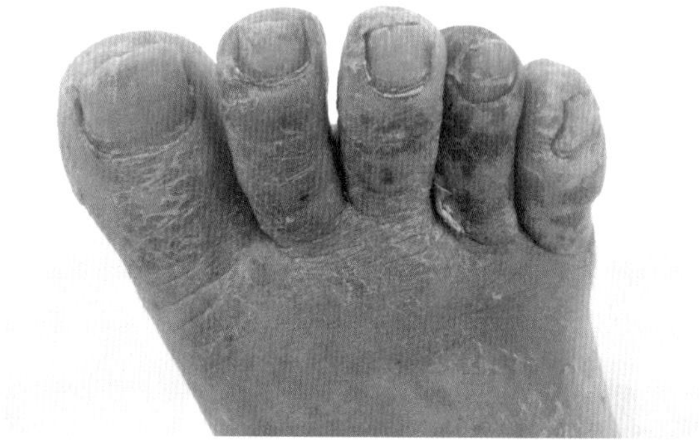

(2014. 01. 21)
당뇨합병증 당뇨발로 심한 부종을 가지고 있었고 괴사가 진행 중임.

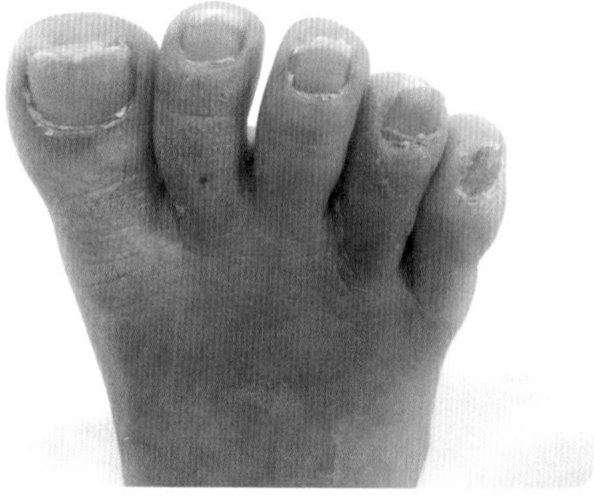

(2014. 01. 28)
1주일 치료 후 부종이 감소되고 검게 변한 색도 옅어지고 있음.

4 당뇨 치료, 한의와 양의는 어떻게 다를까?

한의학에서는 기원전 700년경 《황제내경》에서 소모성 질환 일반을 가리키는 소갈증의 하나로 당뇨병을 다루고 있다. 소갈증이란 음식을 먹자마자 눈 녹듯이 녹아버려 돌아서면 배고프고 입이 말라 물을 찾는 질환이다.

한의에서는 당뇨를 상소, 중소, 하소의 3단계로 나누는데 대표적인 증세가 소갈(消渴)로 나타나 당뇨를 소갈이라 부른다. 《동의보감》 〈내경편〉에 '2양(二陽)이 맺히면 소갈이 생긴다'고 씌어 있다. 2양이 맺혔다는 것은 위와 대장에 다 열이 몰렸다는 것을 말하는 것이다.

위나 대장의 열로 내분비계에 이상이 생기면 명문, 간, 담, 삼초의 상화(相火)가 이상 항진되어 체중감소가 일어난다. 이런 현상을 소(消)라고 한다. 갈(渴)은 내열로 체액이 감소되어 갈증이 생기고 수분섭취를 많이 하는 증상이다.

《동의보감》에서는 소갈(당뇨)에 대한 치료법을 다음과 같이 설명한다.

상소(上消)에 대한 처방은 심장과 폐의 열을 다스려서 갈증을 없애고
중소(中消)에 대한 처방은 위장과 대장열을 풀어서 치료하고
하소(下消)에 대한 처방은 신장의 진음(원음)을 보해서 치료한다

이는 당뇨를 췌장의 문제로만 보는 양의의 인식과는 시각이 다르다고 할 수 있다. 때문에 한의의 당뇨치료는 환자의 당뇨 발생 유형, 원인, 체질에 따라 편차를 둔다. 그리고 환자 개인의 기질과 특성을 파악한 다음 그 몸의 전체적인 유기성과 균형에 중점을 두고 치료를 시작한다.

인체는 자연과 같아서 어느 한 부분에 병이 났다면 전체적인 균형이 깨지기 마련이다. 그런 것을 지금 눈에 보이는 어떤 장기 하나만 가지고 처방을 내린다면 본질적인 근원은 접근하지도 못한 채 치료의 겉핥기만 하는 것과 같다.

허두행 씨(가명, 남, 59세)는 소변이 잘 나오지 않아 비뇨기과에 입원했었다. 일주일 후 퇴원할 때의 소변 양은 종이컵으로 두 잔 정도였다. 하지만 퇴원한 후 여전히 소변을 보려면 빽빽하게 아프고 개운치가 않아 필자를 찾아왔다.

허두행 씨의 얼굴색을 보니 붉은 빛을 띠고 있었다. 얼굴에 붉은 색이 뜨는 것은 심장 쪽이 약하다는 증거다. 맥을 짚으니 짐작대로 심장열증이었다.

심장은 오장 중 나머지 장기를 거느리는 기관이므로 간장, 신장, 비장, 폐와 연결되어 있고 방광과도 관련이 있다. 심장은 땀과 소변을 주관하는 장기이다. 만약 얼굴에 붉은 색이 심하고 하반신이 붓거나 흉통과 함께 가슴이 뛰는 증상이 나타나면 소변 기능에 문제가 생긴다. 그 때문에 심장을 볼 때는 환자의 땀과 소변의 변화를 중요시한다.

허두행 씨가 소변을 잘 보지 못하는 것은 심장의 허열(虛熱)로 방광의 작용이 원활하지 않기 때문이었다. 인체는 땀과 소변과 대변의 배출로 몸 안의 열을 내보낸다. 허두행 씨는 심장의 이상으로 노폐물의 배출이 용이하지 않아 문제가 생긴 것이다.

양의의 진단 결과는 방광 쪽에 문제가 있어 소변 배출이 용이하지 않은 것으로 나왔다. 허두행 씨의 심장에 이상이 있다는 사실은 전혀 알지 못한 것이다. 이런 경우 방광을 치료해 주는 것만으로는 절대 치료가 안 되는데 심장에 허열이 떠 방광이 제 역할을 하지 못하고 있기 때문이다.

한의에서는 이때 심장을 강화시켜 소변을 시원하게 유도하는 치료를 한다. 손끝의 소충혈과 발끝의 대돈혈(간과 연결)에 침을 놓아 심장을 강화시켜 방광 기능을 복구한다.

당뇨 치료에 있어서도 마찬가지다. 병의 한 부분이 아니라 몸 전체의 균형을 생각해 먼저 해독 치료를 하고 그다음에 오장의 취약한 곳을 찾아 그 기능을 복구시킨다. 당뇨병 환자의 췌장이나 혈당을 진단하기 전에 전신의 상태를 먼저 생각하는 것이다.

한의에서의 당뇨는 오장육부에 화(火)가 쌓여 기능 장애를 일으킨 것이라고 본다. 당뇨가 진행될수록 우리 몸 안의 진액과 혈액이 부족해지고 조(燥)와 열(熱)이 심해 합병증을 일으키게 된다.

이럴 때 진맥으로 문제가 된 오장육부를 찾아내 침 치료를 한다. 그리고 피를 맑게 해주고 열을 식혀 주면서 허약해진 오장육부의 기능을 회생시키는 발효 한약을 처방한다. 한의 치료는 증상의 조절뿐 아니라 병의 근본 원인을 해결하는 데 중점을 두며 그 효과 또한 탁월하다.

제1형 당뇨인 인슐린 의존성 환자의 경우에는 인슐린의 양을 감소시키는 것을 목표로 한다. 그리고 인슐린 단위를 서서히 줄여나가면서 환자의 면역력을 강화시켜 합병증으로부터 자유롭게 한다.

제2형 당뇨인 인슐린 비의존성 환자의 경우에는 양의 약을 끊고 환자의 자연치유력을 키워준다. 필자의 임상경험 상 인슐린 비의존형은 얼마든지 치료가 가능하다. 이 유형은 체내에서 인슐린이 분비가 되는데도 몸에서 활용이 제대로 안 되는 경우이다. 환자의 70퍼센트가 침 치료와 약물치료 그리고 적절한 식이요법으로 3개월 정도 유지한다면 양약을 중지할 수 있다. 이 경우 최종적으로는 한약도 끊고 환자 스스로 관리하게 하는 것이 한의 치료의 장점이다.

한의 치료로 혈당이 안정된 환자들은 이렇게 묻기도 한다.

"원장님, 혹시 한약 속에 인슐린이 들어있는 것은 아닌가요?"

환자들의 질문에는 그럴 만한 이유가 있다. 양의에서 인슐린 40~60단위를 맞고도 전혀 당 조절이 되지 않았기 때문에 나오는 질문이다. 그럴 때마다 필자는 웃으면서 이렇게 대답한다.

"한약 속에 그만한 인슐린이 들어 있겠습니까?"

대부분 한의 치료는 몇 달, 몇 년이 걸릴 것이라고 생각한다. 이는 한의에 대한 인식 부족 때문이다. 환자의 경우에 따라 한의 치료를 받은 다음 날부터 혈당이 안정되는 사례도 많다. 특히 제2형 당뇨의 경우에는 발효 한약과 신침이 탁한 피를 맑게 해주기 때문에 치료가 더 빠르다. 그리고 깨끗한 피가 힘차게 돌기 시작하면 자연히 당은 떨어지게 되어 있다.

한의 치료의 가장 큰 장점은 인체 스스로 인슐린의 분비를 활성화할 수 있도록 도와주고 환자의 체질을 강하게 함으로써 스스로 몸을 개선시켜 나가는 것이다. 때문에 양약이나 인슐린으로 조절이 되지 않던 환자도 빠른 시일 내에 호전되는 경우가 많다. 특히 한의 치료는 순수한약재를 쓰기 때문에 부작용이 덜하다. 발병 초기에 한의 치료를 받는 환자는 1~2개월 안에 치료효과를 볼 수 있다.

주의해야 할 점은 당뇨를 한의로 치료하기 위해서는 신장이나 간장 기능에 손상이 없어야 한다는 것이다. 신장이나 간장 기능이 손상되어 있으면 약 성분을 제대로 흡수하지 못하기 때문에 당뇨 치료보다 오장의 기능을 개선하는 치료가 시급하다.

황현호 씨(가명, 남, 36세)는 일 년 전 제2형 당뇨로 진단받았다. 그는 예민한 성격으로 직장에서의 스트레스와 합병증에 대한 두려움으로 혈당이 300까지 올라가 있었다.

인슐린을 투여 받는 환자들은 인슐린을 구세주처럼 여긴다. 하지만 인슐린 투여는 치료제라기보다는 개선제 역할을 할뿐이다. 인슐린을 50~60단위씩 맞으면서도 혈당이 안정되지 않으면 환자는 더욱 스트레스를 받게 된다. 스트레스가 심하면 당은 더 높아지고 인슐린의 단위 역시 높아지는 악순환이 반복된다.

양약과 인슐린은 서서히 다가오는 각종 합병증에는 전혀 대책이 없다. 오히려 혈당 조절에만 매달려 인슐린을 계속 쓰게 되면 몸은 점점 허약해

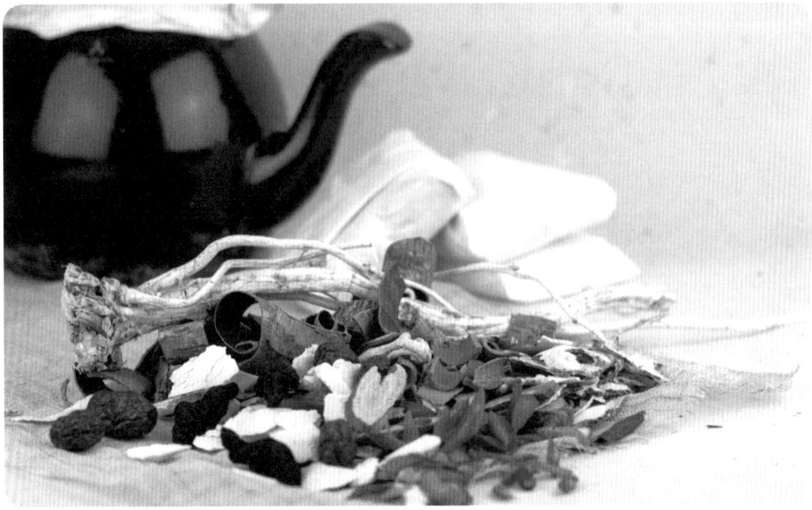

져 면역력을 떨어트릴 수 있다.

황현호 씨는 간과 신장의 기운이 많이 약해져 있었다. 스트레스로 인한 증세였다. 필자는 황현호 씨의 간과 신장 기능을 강화시키는 침과 함께 발효 한약을 먹게 했다. 한달 정도 청혈해독요법을 실시하자 시커멓던 얼굴이 제 색을 찾고 몸의 기운도 많이 돌아온 것을 알 수 있었다. 그래서 다시 침 치료와 약물 치료를 병행하면서 점차 인슐린 단위를 줄이기로 했다. 처음 내원한 다음날부터 황현호 씨는 인슐린 단위를 50단위에서 40단위로 줄였다. 그러면서 점차 4단위씩 줄여나가고 있다.

황현호 씨가 인슐린 단위를 줄일 수 있게 된 것은 한의 치료가 혈당을 안정시키는 한편 몸을 개선해주기 때문이다. 오장육부의 취약한 부분을 복구하면서 당뇨 치료를 병행하기 때문에 건강한 생활로 돌아갈 수 있었다.

양약은 포도당 자체 내에서 당 분해 속도나 흡수를 방해함으로써 당을 조절한다. 이때 한약을 같이 쓰면 당 조절이 수월해 혈당이 안정된다. 이는 한약의 성분이 세포나 근육의 포도당 흡수를 돕기 때문이다. 그렇게 되면 쉽게 양약을 끊을 수 있다. 그러므로 당뇨가 심한 환자일 경우 초기에는 양약과 한약을 병행해서 사용할 수 있다.

마지막으로 당뇨 관리는 환자 스스로의 몫이다. 당뇨 환자들이 해야 할 일 세 가지는 식이 요법과 운동, 생활습관의 교정이다. 필자의 임상경험상 치료 효과가 빠른 환자의 공통점은 본인이 노력한 경우였다. 좋은 의사를 만나는 것도 중요하지만 환자 스스로 병을 이겨나가겠다는 의지가 가장 중요하다.

치료사례
03

당뇨발, 신장 질환 등 6가지 당뇨합병증을 동시에 치유한다

소파에 앉아 텔레비전을 보다가 갈증이 나서 주방으로 가 냉장고 문을 열던 이순호(가명, 남, 53세) 씨는 깜짝 놀랐다. 냉장고 주변이 피로 얼룩져 있었기 때문이다. 처음에는 핏물이 냉장고 안에서 흘러내린 것으로 알았던 이순호 씨는 뒤돌아보고서는 충격에 털썩 주저앉고 말았다. 거실 바닥 여기저기에 핏자국이 툭툭 찍혀 있었기 때문이다. 누구도 아닌 자신의 발자국이었다. 발의 괴사가 심하다는 것은 알고 있었지만 핏자국을 남길 정도로 심각한 줄은 미처 몰랐다.

이순호 씨의 어머니는 당뇨로 매우 고생을 하다 돌아가셨다. 이런 가족력 때문에 이순호 씨는 마음 한구석에 늘 당뇨에 대한 두려움이 크게 자리 잡고 있었다. 하지만 나만은 아니겠지 하는 생각으로 술과 기름진 음식을 포기하지 못했다

이순호 씨는 30대 초반에 당뇨가 찾아왔고 20년이 지나면서 갖가지 합병증이 생겨나기 시작했다. 그가 필자의 한방병원을 처음 찾았을 때는 눈의 망막에 변성이 오고 발가락의 괴사로 제대로 걷지도 못하는 상황이었다.

“마누라가 어디서 듣고 왔는지 당뇨 환자라면 꼭 가봐야 되는 한방병원이라고 하면서 생 난리도 아닙디다. 마지막 소원이라면서 한번만 가보자고 하니 어쩌겠습니까? 제가

안 오면 자기가 죽겠다고 하니 어쩔 수 없이 따라왔지요."

부인의 부축을 받고 내원한 이순호 씨가 필자에게 하소연하는 말이었다. 검진 결과 그의 혈당 수치는 300, 혈압은 160/95가 나오고 간기능도 상당이 안 좋은 상황이었다. 거기다가 신장의 기능이 망가져 양의 병원에서 투석을 권유받았다고 한다.

당뇨 환자들의 합병증은 고혈압, 협심증, 간기능 저하, 망막변성에 의한 시력 저하, 당뇨발, 변비, 신장기능 저하 등 다양하다. 대부분의 환자들이 합병증의 한두 가지를 앓고 있으며 모든 것을 한꺼번에 지니고 있는 환자도 많다. 당뇨로 피가 걸쭉해지면서 온몸이 망가지는 것이다. 그리고 환자는 의사의 처방대로 열심히 치료를 하다가도 어느 순간 합병증이 찾아오기 시작하면 치료에 대한 의욕을 상실하게 된다.

이순호 씨 역시 변비와 신장 질환, 고혈압으로 시작해 망막 변성 및 당뇨발에 간기능 저하까지 당뇨합병증을 모두 가지게 됨으로써 극도도 절망한 상태였다.

"사실 너무 괴로워서 그만 아파트에서 뛰어내릴 생각도 했습니다. 모아놓은 수면제만도 100알이 넘습니다."

이순호 씨처럼 당뇨 환자들은 자살 충동을 느끼기도 한다. 식도락적인 기쁨도 누리지 못하는데다 병도 더욱 악화되어 가니 이렇게 사는 삶이 무슨 의미가 있나 싶은 것이다

발효 한약을 복용하면 신장 투석 이전 상태는 말할 것도 없고 이미 신장 투석에 들어간 환자라도 투석을 피할 수는 없지만 노폐물 배설 속도와 혈액의 정화를 통해 투석 시간이나 횟수를 줄여 가면서 몸의 컨디션을 개선시킬 수는 있다.

이순호 씨는 투석전단계로 상태가 매우 심각했기 때문에 일반식이 아닌 효소식을 하면서 노폐물의 생성을 최소화하도록 했다. 3끼 모두 효소식으로 보름 동안 식사를 대체하도록 했고 열흘에 한 번 정도 내원해 신침과 소금방 치료, 약물 족욕 치료를 병행했다. 그렇게 한 달이 지나자 안색이 상당히 맑아졌다. 변비가 없어지면서 장의 움직임이 활발해졌고 혈액 순환이 잘되니 자연히 얼굴색이 맑아지고 혈색이 돌기 시작한 것이다. 또 청혈해독 3개월 만에 발가락에도 새살이 올라와 조금씩 채워지기 시작했다.

“발바닥이 간질간질하면서 콕콕 쑤시는 거 같아 미치겠습니다. 도대체 왜 그러는 거지요?”

몸의 호전반응이 나타나면서 이순호 씨가 필자에게 고통을 호소했다.

“발에 혈액순환이 되면서 둔한 감각이 풀리니 통증을 느끼는 것이 당연합니다. 걱정 마세요. 좋은 반응과 함께 새살이 올라오는 것입니다.”

필자의 자세한 설명을 듣고서야 이순호 씨는 안심하겠다는 표정을 지으며 흡족해했다. 그리고 이제 그는 조깅을 할 정도로 발가락 괴사가 정상 수준으로 회복되었다.

흔히들 합병증으로 고통을 받다 보면 치료를 포기하거나 자살을 생각하는 등 극단적인 선택을 하는 경우가 많다. 하지만 당뇨합병증은 적절한 치료만 해 준다면 불치가 아닌 회복의 길로 얼마든지 방향 전환을 할 수 있다.

이순호 씨는 치료 6개월 후 투석을 미뤄도 좋다는 병원의 진단을 받았다. 그는 기쁜 소식을 하루라도 빨리 전달하고 싶은 마음에 내원 일을 기다리지 못하고 직접 필자에게 전화를 걸어왔다.

“원장님, 정말 만세, 만세 만만세입니다. 너무 너무 감사합니다.”

필자가 살아오면서 가장 큰 기쁨을 느낀 순간이었다.

당뇨발 한의 치료 사례 ❼

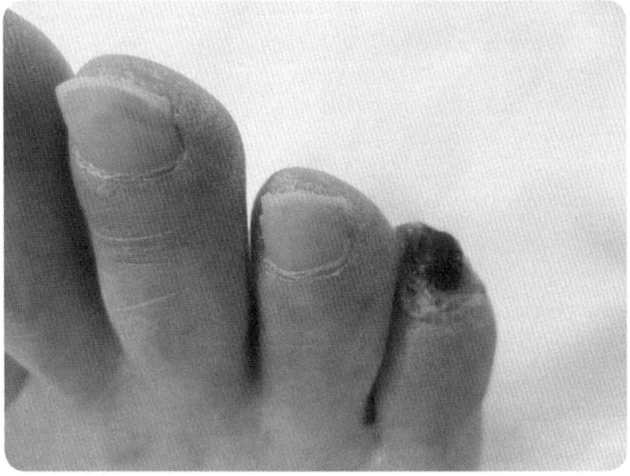

내원 첫째 날 오른발 (2014. 02. 12)
당뇨합병증이 시작되어 새끼 발가락에 까맣게 괴사가 진행 중임.

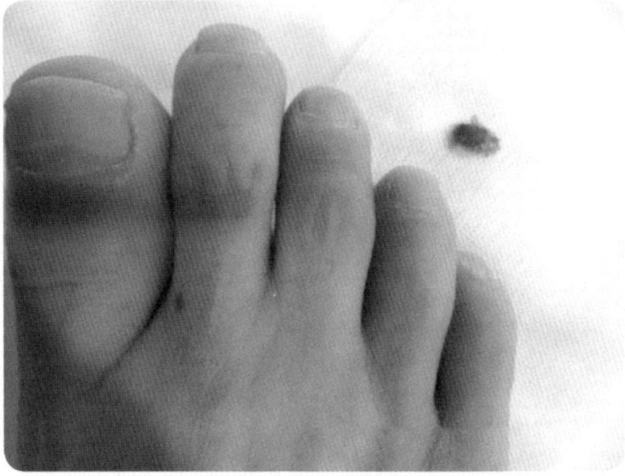

14일 경과 모습 (2014. 02. 25)
치료 시작 14일 만에 괴사 조직이 모두 떨어져 나감.

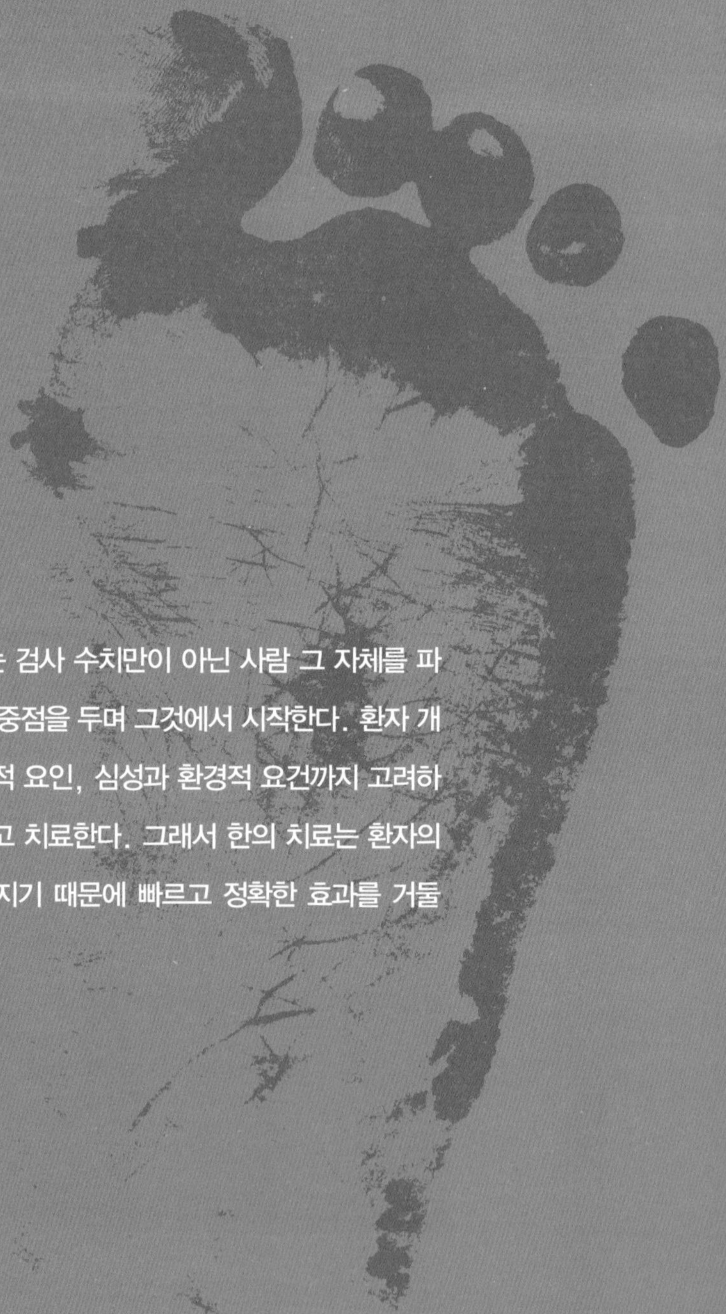

한의학에서의 치료는 검사 수치만이 아닌 사람 그 자체를 파악하고 이해하는 데 중점을 두며 그것에서 시작한다. 환자 개개인의 체질과 유전적 요인, 심성과 환경적 요건까지 고려하여 오장육부를 살피고 치료한다. 그래서 한의 치료는 환자의 특성에 따라 이루어지기 때문에 빠르고 정확한 효과를 거둘 수 있다.

PART

4

오장육부를 잘 다스리면 몸도 마음도 성性도 강화되어 행복한 생활이 열린다

1 오장과 육부를 알고 다스리면 병은 저절로 낫는다

한의에서 보는 장기의 개념은 양의에서의 해부학적인 개념과 다르다. 양의에서는 조직적인 장기에 국한해 질병을 진단하지만 한의에서는 각 장기뿐 아니라 세포조직, 나아가 정신현상에 이르기까지 관찰한다. 각 장기의 기능과 유사한 현상들은 모두 살피게 되므로 보다 넓은 장기개념이 형성된다.

《동의보감》에는 '의사는 반드시 오장육부를 알아야 한다'(醫當識五臟六腑)고 기록되어 있다. '세상 사람들이 천지만물의 이치를 연구하는 데는 힘을 쓰고 있으나 자기의 몸에 있는 오장육부와 털, 모발과 힘줄과 뼈가 어떻게 되어 있는지를 알지 못한다'라고 되어 있다.

다음 그림은 《동의보감》에 나와 있는 오장부위형상도인데 한의사들한테도 생소한 그림이다. 간은 나무껍질이 벗겨진 모양이다. 심장은 피지

오장부위형상도(五臟部位形象圖)

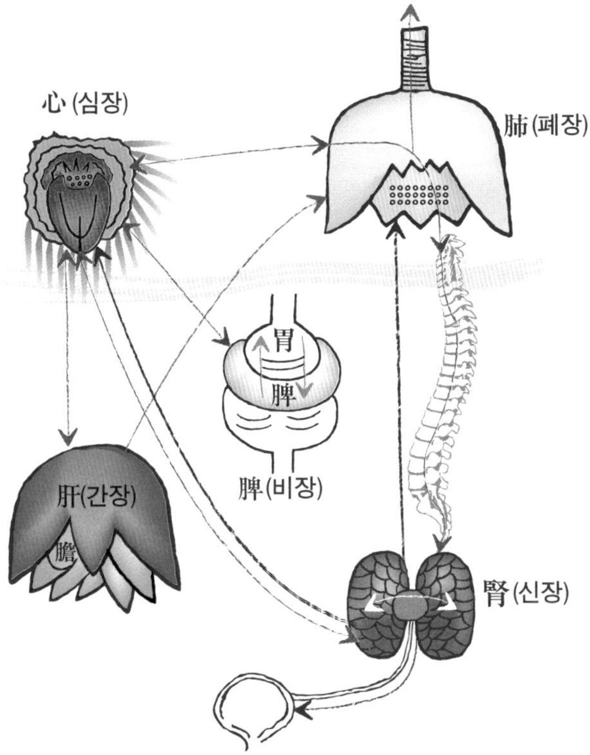

않은 연꽃과 같고 폐는 우산과 같다고 표현했다.

오장부위형상도는 우리가 익히 알고 있는 인체해부도와는 매우 다르다. 하지만 인체의 오장육부를 설명하기 위해서는 이 그림을 알아야 한다. 이 그림이 살아있을 때 훨씬 폭넓고 깊은 한의학적인 치료관이 나올 수 있다.

한의에서는 우리 몸을 작은 우주로 보고 우주의 운행원리인 음양(陰陽)을 인체에 적용해 생리현상을 설명한다. 내장을 기능에 따라 장과 부로 나누고 다시 5장의 간(肝), 심(心), 비(脾), 폐(肺), 신(腎) 등으로 나누고 담(膽), 위(胃), 대장, 소장, 방광, 삼초(三焦)의 6부로 나눈다.

장부를 음과 양으로 말하면 장은 음(陰)이고 부는 양(陽)이다. 간, 심, 비, 폐, 신은 음이고 담, 위, 대장, 소장, 방광, 삼초 등 육부는 다 양이다. 5장(五臟)은 정(精), 신(神), 혈(血), 기(氣), 혼백을 간직하고, 6부(六腑)는 음식물을 소화시키고 진액을 돌게 하는 곳이다. 인체의 생리 기능으로 볼 때 열이 나고 혈압이 올라가는 것은 양적인 양상이다. 몸이 춥거나 혈압이 내리고 맥박이 느려지는 증상은 음적 양상에 속한다.

오행(五行)의 운행을 우리 몸에 적용하면 간(肝)은 목(木)에, 비(脾)는 토(土)에, 심(心)은 화(火)에, 폐(肺)는 금(金)에, 신(腎)은 수(水)에 속한다. 이때 간은 담과, 신장은 방광과, 비장은 위와, 폐는 대장과, 심장은 소장과 서로 음양관계에 있다.

모든 질병의 원인은 오장육부의 소통이 원활하지 못한 데서 시작된다. 질병의 치료에 있어서 육부를 소통시켜 오장을 조화롭게 해 주는 것이 가장 중요하다.

심장은 혈액순환의 원동력일 뿐만 아니라 마음까지 다스리는 장기이다. 간은 생명을 유지하는 데 필요한 장기로 면역 기능과 해독 작용을 담당한다. 위는 음식물을 받아들이고 소화해 에너지로 공급하는 역할을 한다. 오장육부 모두 위에서 정기를 받아 원활한 기능을 할 수 있다.

폐는 몸에 산소를 공급하고 피를 맑게 한다. 신장은 배뇨와 생식을 담당하는 기관이다. 신장의 기운이 왕성하면 생장, 발육이 왕성하고 성기능도 활발하다. 하지만 신장 기능이 쇠퇴하면 기력이 쇠하고 정력도 약해진다.

우리 몸은 음양의 균형, 말하자면 몸의 조화에 이상이 생기면 병이 생긴다. 즉, 항상성이 깨어지면 인체는 병이 생긴다는 것이다. 항상성이란 몸을 일정한 상태로 유지하려는 힘을 말한다.

한의에서는 질병을 치료할 때 양과 음의 과다현상이나 부족현상을 조화시키는 것을 목적으로 한다. 인체의 음과 양이 조화를 이루고 있어야 건강한 상태이며 음양의 균형이 깨어지면 질병이 생긴다.

당뇨병에 대한 양의학적 인식은 평생 약을 먹으면서 관리하는 것으로 되어 있다. 그리고 약에 의존하지 않으면 생명에 지장을 초래한다고 경고한다. 이 점에서 질병에 대한 양의학적 인식은 오류를 범하고 있다. 약의 복용만으로는 절대 병의 뿌리를 없애지 못하기 때문이다. 한의의 장점은 단순한 질병의 치료가 아닌 생명력의 복구에 치중한다. 우리 몸의 오장 기능을 회복시켜 병을 근본적으로 치료하는 의학이 바로 한의학이다. 그래서 한의 치료는 괴사가 온 다리를 절단이 아닌 새살이 돋아나는 치료로 반전을 시키는 효과를 거두게 된다.

당뇨를 치료할 때 한의에서는 당뇨라는 한 증상만을 보지 않는다. 개인의 편차에 따라 치료 방법이 달라지기 때문이다. 환자 개인의 편차는 오장을 진단해 판단한다. 오장의 약점을 보완해 당 흡수력을 좋게 해 당뇨에서 벗어나게 하는 것이 한의 치료의 특징이다.

한의학으로 보는 오장육부의 의미

간장 : 잠잘 때는 피를 저장하고 활동 시는 온몸에 피 순환을 관장한다.

심장 : 피를 생성하고 정신활동을 관장한다.

비장 : 음식을 받아들여 소화 흡수시킨다.

폐장 : 호흡을 통하여 기순환을 담당한다.

신장 : 인체의 선천적 근본으로 호르몬과 소변을 담당한다.

대장 : 소장에서 맹장을 통하여 전달된 음식물 찌꺼기에 수분 흡수를 조절하여 대변을 만들어 내보낸다.

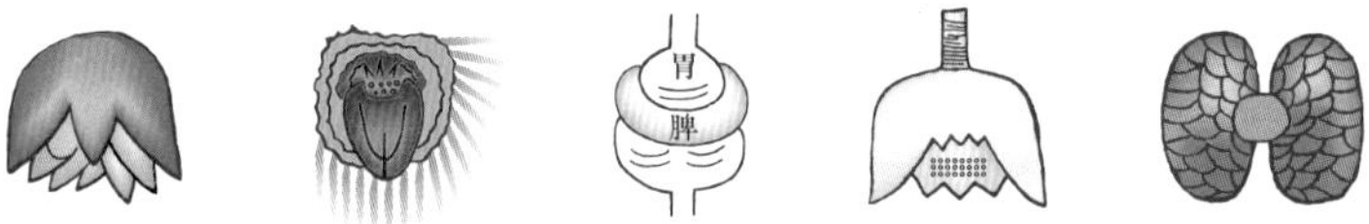

간장 심장 비장 폐장 신장

소장 : 위에서 내려온 음식물의 영양분을 흡수하여 간으로 전달한다.

쓸개 : 간으로부터 쓸개즙을 공급받아 십이지장으로 전달하고 지방 소화를 돕는다.

위장 : 음식물을 식도를 통하여 전달받아 소화가 잘 되게 위액을 분비하고 소장으로 전달한다.

방광 : 수뇨관을 통하여 신장 신우에서 받은 소변을 저장하였다가 적당한 시기에 요도를 통하여 배뇨시킨다.

삼초 : 상초, 중초, 하초로 구분되고 상초는 심장과 폐, 중초는 비장과 위, 하초는 신장과 간이 해당된다.

신장이 나쁜 당뇨 환자의 치료

당뇨병의 증상은 크게 고혈당에 의한 증상과 합병증에 의한 증상으로 구분한다. 일반적으로 혈당이 200이 넘어가면 고혈당에 의한 증상이 나타난다. 한번 높아진 혈당은 신장의 기능을 손상시켜 당의 흡수를 방해한다. 그렇게 되면 소변 양이 증가하고 그에 따른 탈수증상이 나타나 체중 감소를 가져오게 된다.

《동의보감》에 보면 신장은 두 개로 형태는 붉은팥(紅豆) 같고 서로 마주 대하고 있다고 했다. 오장 중 다른 장기는 모두 하나이지만 신장은 두 개이다. 두 개의 신장 중 왼쪽의 것이 신(腎)이고 오른쪽의 것이 명문(命門)이다. 명문이란 정신이 머물러 있고 원기가 생겨나는 곳이다. 남자는 여기에 정(精)을 간직하고 여자는 여기에 포(胞)가 매달려 있다고 되어 있다. 우신(右腎) 명문은 한의학에만 존재하는 개념이고 현대의학에는 없는 개념이다.

신장은 콩팥뿐만 아니라 부신, 고환을 포함한 비뇨생식기 전부와 성호르몬을 비롯한 각종 호르몬을 통틀어 일컫는 개념이다. 방광, 뇌, 허리, 생식기, 뼈, 치아, 귀, 머리카락 등이 신장의 정기를 받아야만 정상적인 기능을 유지한다.

신장이 하는 일은 노폐물을 몸 밖으로 내보내는 배설 기능, 수분, 염분, 산염기 및 전해질을 조절하는 조절 기능, 호르몬 등을 합성하는 합성 기능, 호르몬 및 독소 등을 파괴 또는 제거하는 대사 기능이다. 신장은 이렇게 우리 몸의 환경을 일정하게 유지한다. 콩팥을 우리 몸의 뿌리라고 부르는 것은 이와 같은 여러 가지 이유 때문이다.

신장이 손상되면 몸이 피로하고 붓는 증상이 나타나며 치아가 약해지고 설사 증상이 지속된다. 숨이 차는 증상을 보여 환자들은 폐나 기관지의 이상으로 오해하는 경우도 있다. 또한 신장에 문제가 일어나면 신장염, 신부전, 당뇨병, 갑상선, 전립선 질환 등이 오기 쉬우며 고혈압이나 중풍도 잘 온다. 신장이 나쁘면 여러 가지 병이 생기게 되는 것은 신장이 혈액의 노폐물을 거르는 필터 역할을 하기 때문이다.

흔히 신(腎)을 말할 때 정력과 관련지어 생각하는데 이는 소극적 개념이다. 한의에서는 신을 말할 때 선천적으로 물려받은 인체의 근본적 요소이며 소변과 관계된 비뇨 개념과 생식의 능력을 포함하여 본다. 생식의 능력은 스태미너가 작용하는 것으로 생명력의 근원 개념이라고 보면 된다. 따라서 한의에서 보는 신은 양의에서의 신장보다 훨씬 그 의미가 크다고 보면 된다. 한의에서의 신은 양의에서 규정하는 신장(Kidney) 기능에 생식의 능력을 합쳐서 말한다.

《동의보감》에는 '정(精)을 굳건히 하는 것은 신(腎)이 주관한다'고 되어 있다. 정은 우리가 생명을 유지하는 데 가장 기본이 되는 물질로 생명 에너지의 근원이다. 이것은 신에서 저장되므로 신은 생명 활동에 필요한 근원적인 에너지를 공급하는 기관이라고 할 수 있다.

당뇨병의 주요 원인 중 하나가 바로 신음(腎陰)과 신양(腎陽)의 허손(虛損)이다. 유전적으로 신음이 부족하거나 혹은 만성질환으로 신이 약해졌거나 과도한 성생활로 신이 손상당한 경우를 말한다.

신장의 가장 중요한 기능을 담당하고 있는 것이 사구체다. 정상인의 사구체는 세포가 균일하지만 당뇨 환자의 경우 혈액 내 높은 당분이 사구체의 미세혈관을 막아 군데군데 혈관이 엉켜 있다.

당뇨합병증으로 신장이 제기능을 발휘할 수 없게 되면 몸 안의 노폐물을 내보낼 수 없다. 흡수한 음식물의 대사가 원활하지 못해 그 찌꺼기들은 점차 몸 안에 쌓이게 된다. 그것이 요독이다. 요독 때문에 몸의 곳곳에 여러 가지 증상이 생기는데 이를 '요독증'이라고 한다. 당뇨를 방치하여 요독증에 이르면 생명을 잃게 될 수도 있다.

당뇨로 인한 신부전증 환자는 사구체신염이나 고혈압 환자에 비해 훨씬 상태가 안 좋다. 만성신부전은 당뇨병성 신증, 만성사구체신염, 고혈압성 신경화증 등에 의해 신장의 기능이 망가져 발생한다. 이 가운데 당뇨병에 의한 신부전증은 40퍼센트를 차지한다.

당뇨합병증으로 만성신부전이 된 환자의 경우 당뇨 치료는 각별히 주의를 기울여야 한다. 당뇨병 때문에 콩팥이 나빠질 정도면 모든 장기가 손상되어 있다고 보면 된다. 눈, 심장, 신경, 뇌혈관 등에 많은 장애가 생긴 것으로 생명까지 위협받는 상황이라고 해석해도 과장된 표현이 아니다.

신부전증은 신장 기능을 60~70퍼센트 상실하기까지 자각증상을 모르기 때문에 위험하다. 병을 발견했을 때는 이미 때가 늦다. 국내의 만성신부전 환자는 약 3만 명으로 혈액투석이나 복막투석, 신장이식 수술을 받아야 하는 형편이다.

당뇨 환자 중 신장과 간이 나쁜 환자는 환약(丸藥)의 복용을 금하고 발효 한약으로 몸의 노폐물을 제거한 다음 일반탕약(湯藥)으로 치료한다. 신장과 간의 문제로 당뇨환을 흡수하지 못하기 때문이다.

필자의 임상결과 당뇨 환자 중 신장과 간이 나쁜 환자는 약 30퍼센트 정도였다. 이런 경우에는 당뇨 치료보다 몸 전체의 오장의 조절을 통한 기능을 개선하는 것이 먼저 요구된다.

간질환을 가진 당뇨 환자의 치료

간은 혈(血)을 저장하는 곳으로 혈에는 혼(魂)이 들어 있다. 간기가 허하면 무서움이 많고 간기가 실하면 성을 잘 내게 된다. 간은 우리 몸의 화학공장으로 대사, 해독, 담즙 분비의 3가지 일을 한다. 아무리 좋은 영양소를 섭취해도 간이 제기능을 하지 못하면 인체의 각 기관은 제 역할을 할 수 없다.

몸이 피곤할 때면 세상에서 눈꺼풀이 가장 무겁다는 생각이 든다. 만성피로를 느끼게 되면 만사가 다 귀찮다. 흔히 봄이 되면 춘곤증과 무기력증을 느끼게 되는데 만성피로 증상과는 구별된다. 만성피로의 주범은 간의 손상이라고 보면 된다.

간을 해하는 가장 큰 원인은 바이러스와 알코올이다. 바이러스 감염에 의한 B형 간염은 간경화를 유발할 수 있다. 술을 많이 먹거나 과식하거나 당뇨병이 있으면 지방간이 생길 수 있다. 이때 비만이나 당뇨병에 의한 지방간은 간경변으로 쉽게 진행되지 않지만 만성 질환으로 발전할 요인이 크기 때문에 주의를 기울여야 한다.

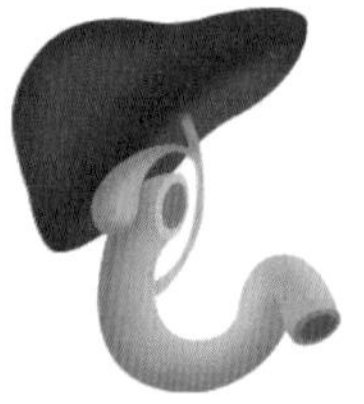

양의학의 간

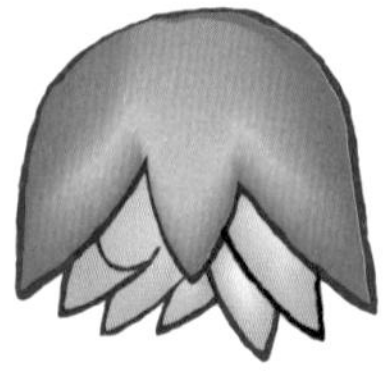

한의학의 간

그림에서 보는 것처럼 한의에서 보는 간의 모습은 양의의 간과 비슷하다. 다른 점은 갈래가 있는 것이다. 한의에서는 간을 '목갑탁지상(木甲拆之象)'으로 본다. 즉 나무껍질이 터져 나오는 모양으로 본다.

한의학적 개념에서 간질환은 대부분 화(火)가 쌓여 생기는 것으로 본다. 우리가 분노를 조절하지 못하게 되면 간은 치명적인 손상을 입는다. 사업에 실패하거나 이혼한 경우 갑자기 간암으로 쓰러졌다면 이는 누적된 스트레스에 의한 것으로 생각한다.

일상생활에서 간의 역할은 피로 개념, 피순환 개념으로 보면 된다. 그러므로 간질환 환자는 가장 먼저 화를 줄여서 기가 막혀 생긴 혈액순환장애를 소통시켜야 한다. 또한 스스로 분노를 조절하고 스트레스를 그때그때 풀어야 한다. 간질환의 외인적 개념으로는 타박 어혈을 들 수 있다. 간질환 환자는 반드시 술을 금해야 한다. 간을 해하는 가장 큰 원인인 바이러스와 알코올만 피해도 건강한 간을 유지할 수 있다.

간질환의 증상은 정수리가 아프고 후끈후끈하며 뒷목이 뻣뻣하고 어깨가 무거우면서 눈이 충혈된다. 또 오후만 되면 눈이 뻑뻑하면서 몸이 늘어지고 근육에 쥐가 잘 난다. 심하면 대변과 소변이 시원치 않다. 이런 자각증상이 나타나면 한의적으로 간이 손상되었다고 본다.

《동의보감》에는 간이 약하면 소갈병이나 황달병이 잘 생기고 쉽게 피로하다고 되어 있다. 간 기운이 과도하게 항진되는 이유는 술과 스트레스 때문이다. 이러한 것들은 간에 열을 주어 피를 뜨겁게 만든다. 뜨거워진 피는 혈액을 탁하게 하고 탁해진 피는 인체의 구석구석을 돌아다니면서 어혈을 만들어 세포를 죽이고 신경을 손상시킨다.

간기능 장애가 당뇨를 유발시키는 이유는 역시 피가 탁해졌기 때문이다. 따라서 한의에서의 당뇨 치료는 피를 맑게 하는 데 주안점을 둔다. 피가 맑아지면 간기능이나 콜레스테롤 수치가 좋아져 당의 흡수가 빠르게 되기 때문이다.

간이 나쁘다는 얘기를 들으면 환자들은 약 먹기를 꺼린다. 이는 양의학적 인식 때문이다. 양의에서 간이 나쁠 때 한약을 먹으면 안 된다고 말하기 때문이다.

한의사인 필자는 이런 경우 난감하기 짝이 없다. 환자의 입장에서도 이런 말을 들으면 괴로울 것이다. 하지만 한의사는 환자에게 약을 쓰지 독을 쓰지 않는다. 모든 약은 잘못 쓰면 독이 될 수도 있다. 반면 독 또한 잘 쓰면 약이 된다. 특히 난치병 치료를 할 때 한의에서는 독이 있는 약물을 법제하여 많이 사용한다. 또 어떤 약물이든 의사의 지시에 따라 먹으면 아무 문제가 없다.

63세의 신주행 씨(가명, 남)는 당뇨 때문이 아니라 오십견으로 침을 맞으러 왔다가 간기능 장애를 발견하게 되었다. 2011년 1월 내원했을 때 신주행 씨의 간기능 수치는 GOT 64, GPT 137이었다.

환자는 1990년 간염을 발견한 이후 특별한 치료 없이 양의에서 정기검진만 받고 있었으며 내원 시 당화혈색소는 10.2%, 식후 5시간 혈당은 323으로 전혀 관리가 되지 않고 있었다.

신주행 씨 또한 그동안 당뇨 치료를 받으면서도 간 관리는 소홀한 경우였다. 그의 간기능은 상당히 항진되어 있었지만 혈당을 조절하는 양약을 먹으면서 혈당 조절에만 신경을 쓰고 있었다. 그는 청년 시절 잦은 술자리 때문에 B형 간염에 감염되었고 그 후 당뇨병이 발견되었다.

간기능이 나쁘면 아무리 좋은 약을 써도 효과가 없으므로 약을 마음 놓고 쓸 수 없다. 한의에서 간의 기운은 생기, 즉 솟아오르는 힘이자 활력으로 본다. 우리 몸은 약을 먹든 술을 마시든 간을 거치지 않는 것이 없다. 간의 이상은 심각한 문제다. 한의에서 간이 나쁘다고 하면 간의 모양을 전제로 그곳에서 나오는 기운까지 말한다.

신주행 씨와 같이 간이 나쁜 환자들에게는 당뇨환 대신 발효 한약으로 해독시키고 피를 맑게 하는 기간을 먼저 잡는다. 청혈해독요법으로 빠져나올 독소가 그만큼 많기 때문이다. 그리고 간에 부담이 되는 환 대신 탕약으로 치료를 시작한다. 이 환자는 침 치료를 3회 정도 받은 후 어깨 통증이 70퍼센트 정도 개선되었다. 침과 탕약 치료로 보름 만에 간기능 수치가 반으로 떨어졌다(GOT 38, GPT 65).

한 달 후 GOT 29, GPT 54로 조절된 후부터 당뇨환을 쓰기 시작했다. 3개월이 지나서는 환자의 공복시 혈당 100전후, 식후 2시간 혈당이 130~140 당화혈색소 6.5%정도로 안정되었다.

2 백약을 무효하게 만드는 스트레스를 잡아라!

스트레스는 혈중 콜레스테롤을 증가시키는 가장 큰 요인이다. 스트레스에 장시간 노출되면 뇌의 교감신경이 자극을 받아 신장 위에 있는 부신에서 카테콜아민이 분비되는데 카테콜아민은 단백질이 당분과 지방으로 전환되는 것을 도와준다. 이 때문에 콜레스테롤의 양이 증가하는 것이다. 또 카테콜아민은 혈액을 응고시켜 혈전 생성을 초래하기도 한다. 말하자면 스트레스는 심근경색이나 뇌경색까지 유발하는 요인이 되는 것이다.

인체는 화를 내거나 소리를 지르면 음양의 균형이 깨져 쉽게 질병에 노출된다. 한의에서는 당뇨병의 근본 원인을 화(火)와 열(熱)의 개념으로 본다. 양의에서 말하는 스트레스 개념이다.

스트레스는 간(肝)에 화기(火氣)를 가져와 간을 손상시킨다. 간에 무리가 오면 신장과 비장이 약해지고 그것이 당뇨를 유발하는 원인이 된다. 특히 당뇨 환자가 스트레스를 받게 되면 혈당이 상승하게 되는데 스트레스는 호르몬 생성을 증가시켜 인슐린의 작용을 방해하기 때문이다.

따라서 당뇨병을 관리하는데 최대의 적은 바로 스트레스라고 할 수 있다. 그러니 당뇨 환자는 약물 치료에 앞서 자신의 마음부터 다스릴 줄 알아야 한다.

처음 당뇨나 고혈압, 암을 진단받은 환자들은 대부분 많은 충격과 함께 스트레스를 받는다. 자신이 이런 병에 걸린 것도 믿을 수 없거니와 완치를 못 하고 계속 치료를 받아야 한다는 것에서 스트레스를 받는 것이다.

하지만 모든 환자들이 그런 것은 아니다. 어떤 환자들은 병을 자신의 인생을 돌아보게 만들고 가장 중요한 것을 찾게 하는 계기로 삼기도 한다. 병이라는 고통을 통해 인생을 새롭게 보는 전환점을 맞이하는 것이다.

29세의 유경록 씨(가명, 남)는 유전에 의한 제1형 당뇨를 선고받은 후 자신의 삶이 180도 바뀌었다고 한다. 그는 당뇨를 앓기 전까지는 그 나이의 다른 남성들과 마찬가지로 불규칙적인 생활습관을 가지고 있었다. 하지만 당뇨를 앓으면서 당뇨를 앓기 전보다 더욱 열심히 생활했고 그 때문에 회사에서 더욱 신임을 받게 되었다. 그리고 치료에도 적극적으로 임했고 모든 생활습관을 바꾸었다. 그의 변화는 그리 놀라운 것만은 아니다. '병'이 그로 하여금 자기 삶의 키를 발견하게 했기 때문이다.

그런데 많은 사람들이 병을 긍정으로 전환해 받아들이는 것을 부정하고 힘들어한다. 하지만 어렵더라도 그것은 필요한 과정이다. 당뇨 환자에게 스트레스는 과음, 과식보다 좋지 않기 때문이다.

피와 기의 원활한 흐름은 건강의 기본 조건이다. 혈액순환이 잘 되어야만 면역력과 자연치유력이 높아지기 때문이다. 정상적인 상태에서는 인체 내 각 기관들이 제기능을 유지하지만 만성적 자극이 가해지는 상황에서는 체내의 혈당량이 높아지게 된다. 이것이 스트레스가 혈액을 오염시켜 혈당을 높이는 요인이다.

강지훈 군(가명, 남, 18세)은 열일곱 살 생일이 지난 지 불과 2주 만에 당뇨 진단을 받았다. 진단을 받고 나서 강군은 분노로 어쩔 줄 몰라 했다. 당뇨로 인한 여러 가지 제약을 인정하지 않았으며 우울증 증세도 보이고 있었다.

강군은 처음 당뇨 진단을 받고 나서 일 년 정도 기간에는 착실히 양약을 복용하고 치료를 받으러 다녔다. 그러던 어느 날부터 갑자기 병원 치료를 거부했다.

강군이 어머니의 손에 이끌려 필자의 한방병원을 찾은 것은 지난 겨울이었다. 강군은 여드름이 꽃처럼 발갛게 핀 얼굴을 숙이고 전혀 입을 열려 하지 않았다. 필자의 질문에 건성으로만 "네, 네"라고 대꾸할 뿐이었다.

청소년층의 당뇨는 지금까지는 유전에 의한 제1형 당뇨가 대부분이지만 강군의 경우는 생활습관에 의한 제2형 당뇨이므로 치료가 충분히 가능하다고 생각했다.

필자가 맥을 짚어보니 위험한 단계는 아니었지만 강군의 간기능은 다소 항진되어 있었다. 한의 치료는 환자의 체질을 가장 먼저 고려한다. 체질에 따라 생활습관과 식습관도 다를 수 있기 때문이다. 이로 인해 당뇨의 발병 원인과 증상도 다르게 나타난다.

사상의학은 사람의 체질을 태양인, 소양인, 태음인, 소음인 등 네 가지로 구분한다.

소양인은 활동성이 강한 사람으로서 전형적인 당뇨의 주된 증상인 다음, 다식, 다뇨 등을 위주로 병변이 발생한다. 그래서 고지혈 예방을 위한 채식, 적당한 운동 등이 필요하다.

태음인은 과식하기를 좋아하고 기름진 음식을 좋아하기 때문에 비만과 고지혈증, 고혈당 등으로 인해서 발생하는 당뇨가 많다. 채식을 하면 혈당이 쉽게 낮아진다.

소음인은 평소 불규칙한 식습관과 체질에 맞지 않는 식사 등으로 체내의 순환이 점차적으로 약해져 비만이나 당뇨가 발생한다. 발병 후에는 체중이 감소하거나 피로를 자주 느끼게 된다. 소음인의 당뇨 치료에는 가장 먼저 체질에 맞는 규칙적인 식사요법이 요구된다.

강군은 전형적인 소음인 체질이었다. 소음인은 체내의 순환기능이 약해 비만도가 낮은 데도 여러 가지의 잡식으로 인해 체내 고지혈이나 혈당이 쉽게 나타날 수 있다. 강군이 침을 맞는 동안 필자는 어머니에게서 강군의 가정환경에 대해 들을 수 있었다. 강군의 아버지는 자수성가한 사업가로 장남인 강군에게 큰 기대를 걸고 있었다. 학교 성적이 떨어지면 용돈을 끊었고 친구들과의 전화나 만남도 일일이 체크하고 간섭했다.

강군은 학교생활이 끝나면 곧 어머니의 자가용으로 과외교습소와 학

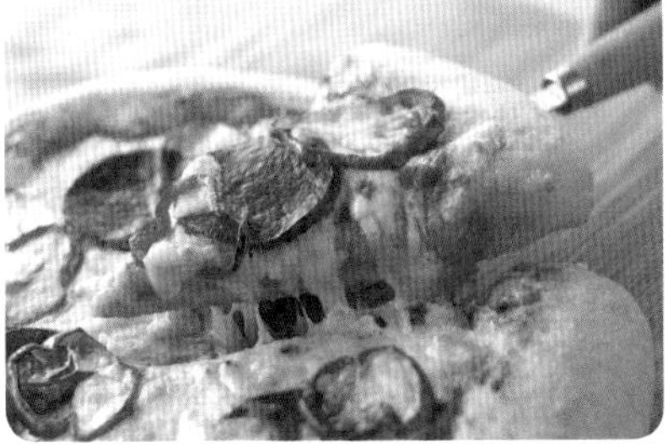

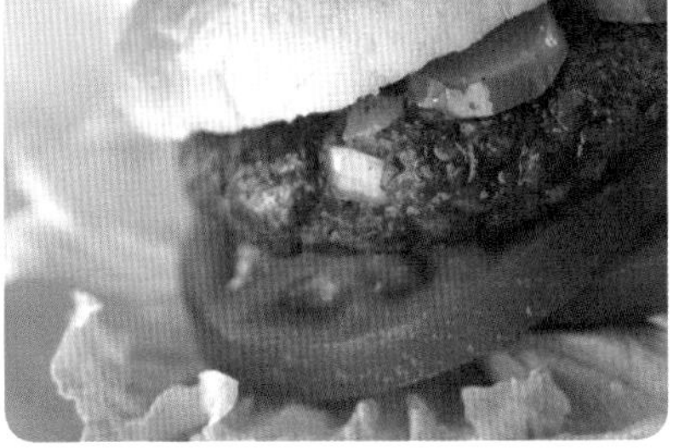

원을 가야했다. 그 스트레스로 강군은 폭식을 일삼았다. 주로 피자나 튀긴 닭을 배달시켜 먹었고 자정이 넘은 시간에도 햄버거를 먹고 잠들었다.

당뇨 진단을 받은 후에는 강군은 친구들과도 소원해졌다. 강군 스스로 친구들로부터 멀어진 것이다. 자기소외에 의한 심리적 자폐였다. 흔히 청소년기에 당뇨 진단을 받게 되면 자신은 불치의 환자라고 생각해서 위축되고 친구들을 멀리하는 경우가 생길 수 있다. 강군도 그런 경우였다.

일주일 후 강군은 어머니를 대동하지 않고 혼자서 치료를 받으러 내원했다. 전날보다는 표정이 매우 밝아져 있었다. 강군은 필자에게 정말로 선생님이 제 병을 고쳐주실 수 있느냐고 진지하게 물었다. 필자가 고개를 끄덕이자 그럼 시각장애자가 되거나 발을 절단하지 않아도 되느냐고 물었다. 필자가 어디서 그런 얘기를 들었느냐고 하자 인터넷 검색으로 알았다고 했다. 필자는 쓴웃음을 지을 수밖에 없었다. 현대의 정보화 사회는 나쁜 정보를 더 빨리 유포시킨다는 생각 때문이었다.

모든 병의 관건은 '소통'의 문제다. 기(氣)와 혈(血)이 막히면 울체가 생겨 고질병이 생긴다. 한번 생긴 고질병은 치료가 힘들다. 마찬가지로 인간의 관계도 한번 갈등이 생기면 소통이 어렵다. 우스갯소리로 며느리의 병을 고치려면 시어머니의 병부터 고치라는 말이 있다.

강군의 문제는 아버지, 학교, 친구들과의 갈등으로 스스로 마음의 문을 굳게 닫아버린 데 있었다. 그 때문에 강군은 혈당이 전혀 안정되지 않았고 심신은 더욱 쇠약해져 갔다. 강군은 약을 먹고 인슐린을 투여 받으면 병이 치료되는 줄 알았다. 그러다가 인터넷에서 당뇨합병증에 대한 정보를 보고는 절망에 빠져버린 것이다.

양의학적 관점에 따르면 당뇨는 치료가 안 된다는 인식을 가지고 있다. 물론 당뇨 자체만을 보면 도저히 치료가 될 수 없다고 생각할 수가 있다. 그 때문에 강군은 마음에 큰 상처를 받은 것이다.

흔히 병에 걸리면 사람들은 병 자체 때문이 아니라 병이 자기 삶을 무력하게 했다는 두려움 때문에 더 큰 고통 속으로 빠져든다. 병은 여러 가지 면에서 활동을 제약하고 두려움에 빠지게 한다. 그러나 인간의 내면에 잠재된 생명력은 그 모든 것보다 강하다.

양의 치료가 병의 분석적 치료에 치중한다면 한의는 보이지 않는 정신세계까지 포함한 내적 생명력을 중요시한다는 것을 환자들은 알 필요가 있다. 인체는 외부로부터 세균이나 바이러스가 침입하면 자체 방어 기능을 가지고 있다. 우리 몸속의 백혈구나 각종 균을 먹어치우는 대식세포는 세균의 증식을 억제하고 조직을 회복시키는 힘이 있다.

강군은 치료를 시작한 지 일주일 만에 혈당이 정상으로 돌아왔다. 처음에 발효차와 당뇨환 16알 복용으로 시작했지만 하루하루 줄어들어 한 달 만에 마지막 2알을 복용하고 있다. 강군의 아버지는 오십견 때문에 침 치료를 받으러 와서는 필자에게 이렇게 말했다.

"아들이 당뇨라는 것을 알고 나서 얼마나 후회했는지 모릅니다. 제가 너무 스트레스를 줘서 당뇨가 왔나 하고요. 어린 것이 얼마나 상처를 받았으면 학교를 자퇴하겠다고 하더군요. 아들 녀석의 병이 저 자신을 돌아보는 계기가 되었습니다."

당뇨병 환자는 항상 평상심을 유지하고 평소 스트레스에 대처하는 방법을 익혀야 한다. 친구와 허심탄회한 대화를 나누는 시간을 자주 갖고 땀을 흘리며 등산을 하는 것도 스트레스를 해소시키는 좋은 방법이다.

스트레스 해소법

❶ 늘 규칙적인 생활을 한다. 규칙적인 생활은 적당한 긴장감을 유지해 육체와 정신에 적당한 활력감을 불어넣는다.

❷ 종교생활을 한다. 종교생활은 노후를 위한 적금이나 마찬가지이다. 성직자나 수도자가 고독의 길을 가면서도 평화로운 얼굴로 행복한 삶을 사는 것은 보이지 않는 영적 내재자와 교감을 하기 때문이다.

❸ 자신에게 맞는 운동을 찾아서 한다. 수영이나 등산 같은 유산소 운동이나 헬스 같은 근력운동으로 탄탄한 몸매를 가꾸면서 건강도 찾는다.

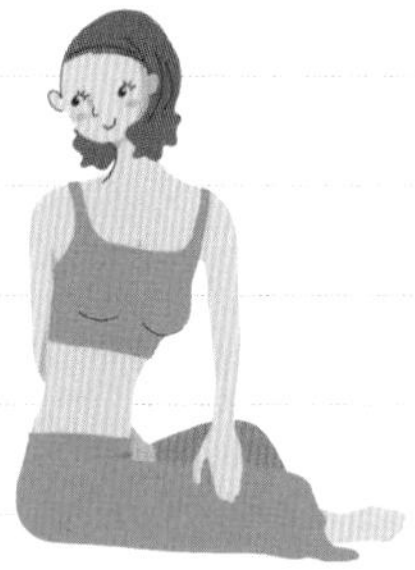

❹ 자신이 좋아하는 취미생활을 찾는다. 취미생활은 공감대를 이루는 동호인을 만들어 삶의 질을 높여주기도 한다.

❺ 자신의 속내를 털어놓을 친구를 만든다. 친구와의 대화는 스트레스 해소에 가장 좋다.

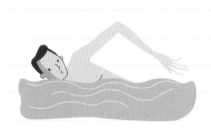

❻ 일에만 매달리지 말고 하루 중 일정한 휴식시간을 정한다. 그 시간만은 아무것도 하지 않고 무조건 쉰다. 또는 자기가 좋아하는 공간을 만든다. 예를 들어 음악 감상실을 찾거나 영화 관람을 정기적으로 하는 것도 삶에 리듬감을 준다.

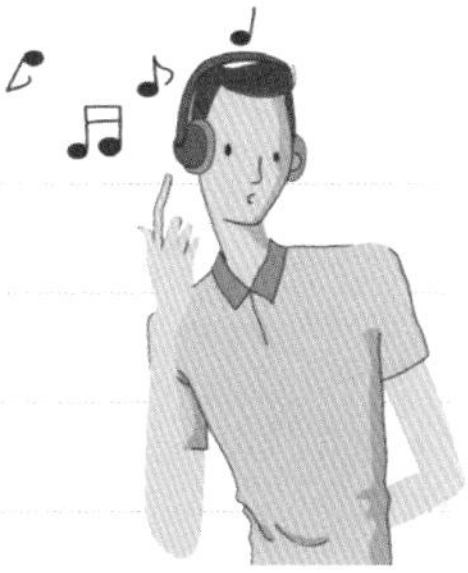

❼ 적어도 일주일에 한번은 자연을 찾는다. 삼림욕이나 등산을 하게 되면 심신이 편안해진다. 자연은 육체와 영혼을 쉬게 해주기 때문이다.

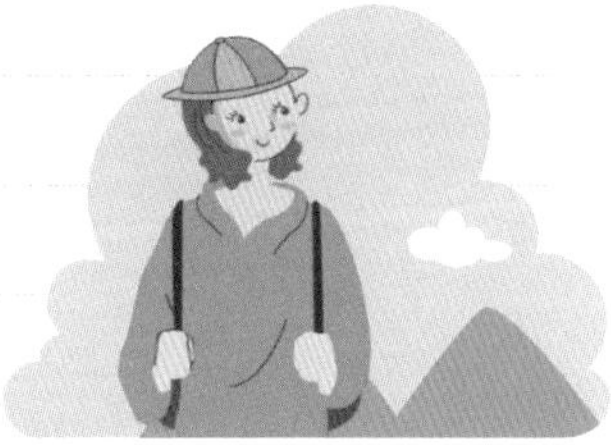

❽ 명상과 기도의 습관을 지니는 것도 좋다. 매일 밤 잠들기 전 그 날 일 중 감사할 일을 열 가지 세어보는 것도 좋다. 명상과 기도는 지친 영혼을 위한 영양제다.

❾ 감사하는 습관을 지닌다. 더불어 칭찬을 연습한다. 감사와 칭찬은 삶을 풍요롭게 한다.

❿ 자주 웃는다. 웃는 것이 어렵다면 텔레비전의 코미디 프로를 시청하는 것도 좋다. 미국의 한 암센터는 환자들에게 매일 웃는 시간을 마련하게 한다. 그냥 크게 웃기만 해도 웃음은 전염된다.

3 생명을 위협하는 당뇨발, 한의 치료로 잡을 수 있다

당뇨병 치료의 1차 목표는 합병증 예방에 있다. 당뇨병이 소위 천형(天刑)이라고 불리는 문둥병에 비유되기도 하는 이유는 당뇨로 인한 합병증의 공포 때문이다. 당뇨합병증으로 몸에 장애가 오면 발가락부터 썩기 시작해 무릎 부위까지 썩어 들어가기 시작한다. 발가락이나 발뒤꿈치 혹은 발톱 부근에서부터 흡사 멍이 든 것처럼 거무스름하게 색이 변하면서 썩기 시작한다. 이는 말초 모세혈관의 순환 장애 때문이다. 당뇨발의 뚜렷한 증상은 족부가 곪아 썩어가는 괴저와 발톱이 누렇게 썩으면서 빠지거나 뒤틀리는 것, 발바닥이 바늘로 찌르듯이 아픈 것, 발에 열이 나거나 아니면 얼음처럼 냉한 증상이다.

괴저가 시작되면 제일 먼저 발이 저릿저릿하고 통증이 온다. 밤이면 통증이 심해져 잠을 이룰 수 없는 정도가 된다. 많이 걸은 날은 데인 것처럼 발이 화끈거리면서 심한 통증이 온다. 그렇게 되면 걷지도 못할 정도로 고통을 느낀다. 증상이 점차 심해지면서 혈액의 흐름이 멈추고 발끝

조직이 괴사를 일으켜 꺼멓게 변색되면서 서서히 썩어 들어간다.

합병증으로 발가락부터 시작해 무릎까지 썩어 들어가면 자칫 생명에 지장을 가져올 수도 있다. 이러한 합병증에 당뇨병 환자들은 속수무책인 경우가 많다. 단순히 혈당의 높낮이에만 매달리고 있는 경우가 대부분이라서 환자들은 발이 썩어 들어가는 것에 딱히 대처할 방법을 찾지 못하기 때문이다. 발가락이 썩어 가는 것을 보면서도 매일 아침 습관적으로 혈당을 체크하고 인슐린 주사를 맞는 것밖에 할 수 없다.

발 궤양은 발의 혈액순환이 원활치 않거나 혈당이 불안정할 때 나타난다. 또 발 궤양은 뼈까지 감염을 일으켜 발가락이나 발목 절단, 심하면 다리 절단에까지 이르는 불행을 초래한다.

필자가 사용하는 발효 한약과 신침 · 선약요법은 합병증으로 고통을 받는 환자에게 좋은 효과를 보인다. 양의의 인슐린만으로는 절대 당뇨합병증을 예방할 수 없다. 당뇨합병증의 한의 치료는 한약과 침으로 혈관의 흐름을 열어주는 것이 치료의 관건으로 혈액순환이 원활해지면 깨끗해진 혈액이 말초 모세혈관까지 순조롭게 흐른다. 그렇게 되면 괴사되었던 조직이 서서히 회복되면서 재생되는 뚜렷한 효능이 나타난다.

건강한 세포조직이 형성되면서 변색되었던 피부색이 정상 부위들과 같아지고 치료를 계속하면 꺼멓게 썩어 들어가던 살이 조금씩 회생된다. 이는 모두 신침 · 선약요법의 효능이다. 신침 · 선약 치료는 2~3개월의 치료만으로도 손발이 따뜻해지고 마비감을 느꼈던 증상이 거의 사라진다.

한분녀 씨(가명, 여, 61세)도 앞의 이종철 씨와 마찬가지로 내원할 당시 발가락이 썩어 가고 있었다. 한분녀 씨는 필자에게 썩은 발가락을 보이면서 차라리 죽는 것만 못하다고 호소했다.

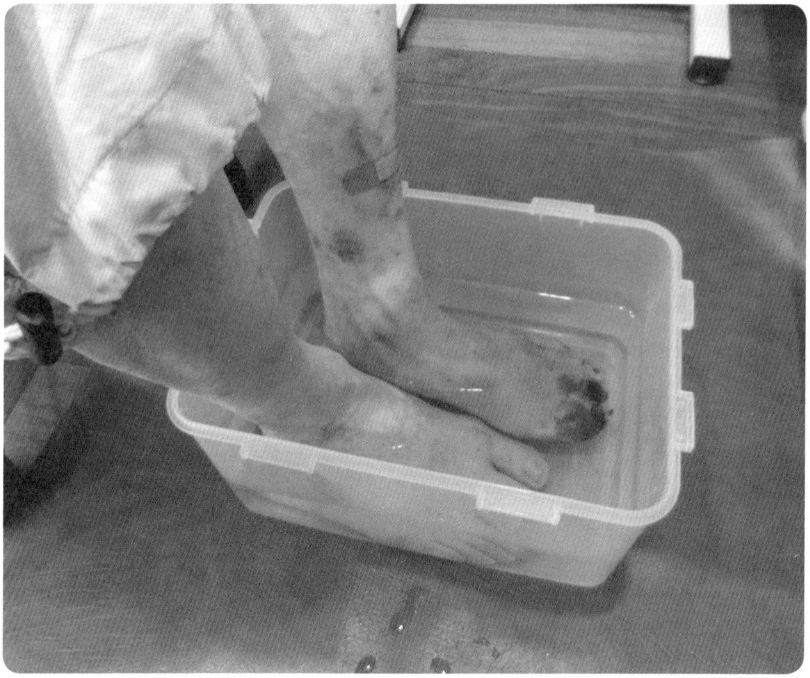

죽어있는 조직을 녹여내는 한의 족욕

"선생님, 수족이 쑤시는 것이 누가 바늘로 콕콕 찌르는 것만 같아요. 아프기 시작하면 내가 전생에 무슨 죄를 지었나 하는 그런 생각밖에 안 듭니다. 이렇게 있다 발목을 절단하게 된다고 생각하면 차라리 죽는 게 낫다고 생각하지요."

이처럼 괴사증상이 생기는 것은 당뇨병성 말초신경병증에 의한 것이다. 환자들은 처음 통증이 시작되면 노화와 단순 혈액순환장애로 수족이 쑤시는 것이라고만 생각한다. 고통을 참기 힘들어 진통제를 복용하고 심지어 아픈 발가락에 파스를 붙이고 안티푸라민까지 바르기도 한다. 그러다가 무심코 발에 상처가 나 발가락이 썩어 가는 괴사 증상이 나타나면 비로소 당뇨합병증이라는 것을 깨닫게 되는 것이다.

한분녀 씨도 처음 통증이 시작되었을 때 단지 노화 증상으로 발이 쑤시는 것이라고 생각했다. 발가락이 썩어 들어가서야 합병증이라는 것을 알았다. 하지만 병원에서 처방한 인슐린 주사를 투여하면서 썩어 가는 발가락에는 포비돈 소독 정도의 치료만 하고 있었다.

나는 한분녀 씨에게 발효 한약을 이용한 해독치료와 침, 그리고 한약을 처방했다. 발효 한약을 복용하자 호전반응과 함께 발이 부드러워지기 시작했고 쑤시는 증상도 나아졌다. 거기다 침과 약으로 꾸준히 치료한 결과 이미 썩어있던 셋째 발가락만이 상처의 딱지 떨어지듯 뚝 떨어져나갔다. 비록 셋째 발가락은 없어졌지만 발목을 절단하는 비극은 면하게 된 것이다.

나는 환자를 위로하느라 다음과 같이 말했다.

"한의학에서는 셋째 발가락에 경락이 없다고 봅니다. 떨어져 나갔어도 생활하시는 데는 아무 지장이 없을 겁니다."

한분녀 씨는 오히려 미소 띤 얼굴로 대답했다.

"그깟 셋째 발가락 없으면 어때요? 양말을 신으면 누가 알겠어요. 걷는 데는 아무 지장 없는데요. 그저 발목 자르지 않고 살아난 게 감사할 뿐이지요."

당뇨발 한의 치료 사례 ❽

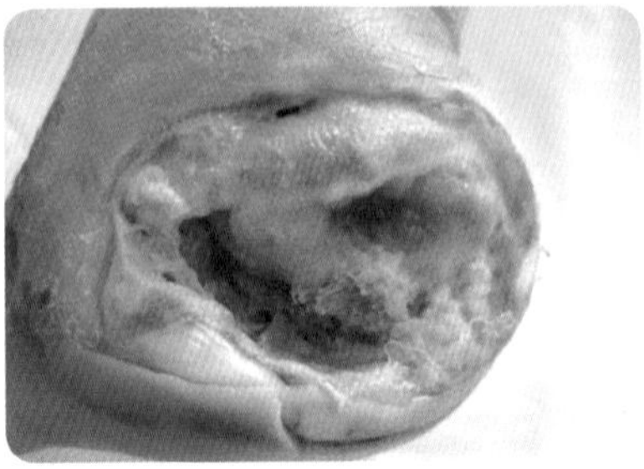

내원 첫째 날(2013. 09. 03)

발꿈치에 수포가 하나 생겨서 s병원에서 입원 치료 중이었음. 괴사조직 제거 시술을 받은 상태.

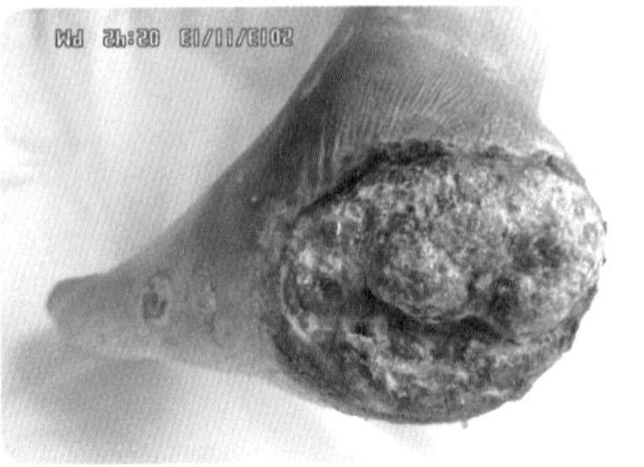

두 달 후 내원 날(2013. 11. 13)

뼈까지 손상되었던 괴사 부위에 살이 차올랐으며 특수 치료로 상처 부위에 보호막이 형성됨.

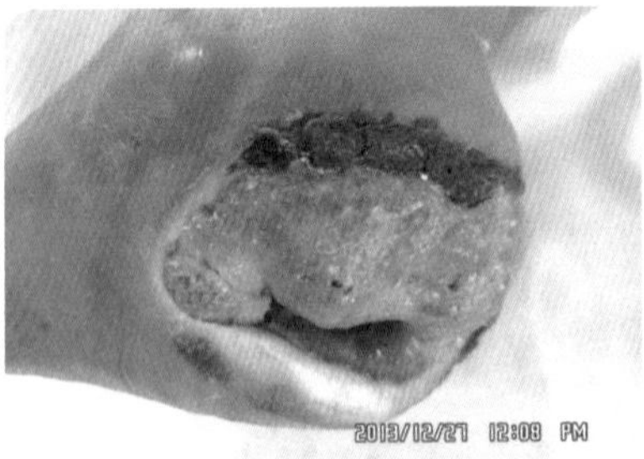

석 달 후 내원 날(2013. 12. 27)

괴사되었던 부위에 새로운 피부 조직들이 생겨나고 덮고 있던 막이 탈락되면서 연분홍 살이 차올라 마무리 되는 중.

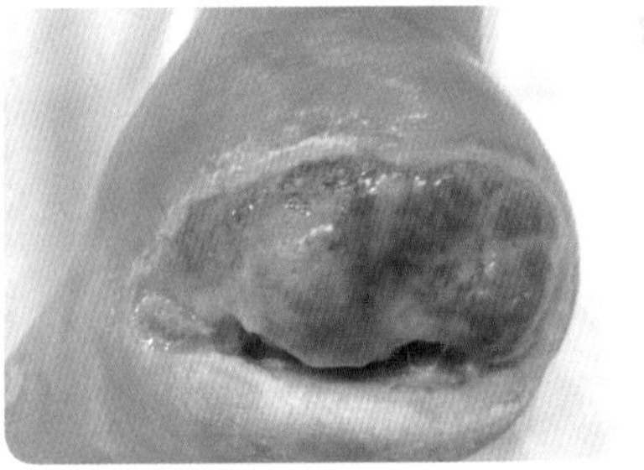

넉 달 후 내원 날(2014. 01. 23)

새로운 조직을 만들려고 붙어있던 딱지들이 다 탈락되고 제대로 형태가 만들어짐.

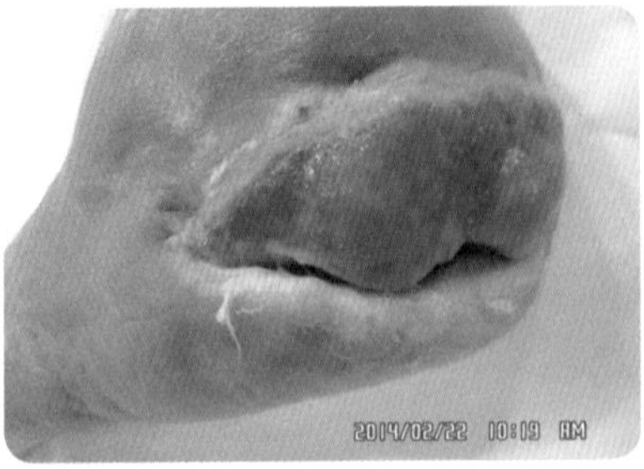

다섯 달 후 내원 날(2014. 02. 22)

괴사되었던 부위가 새로운 살이 차오르고 부위도 줄어들면서 겉 표피 조직이 형성되어 덮어짐.

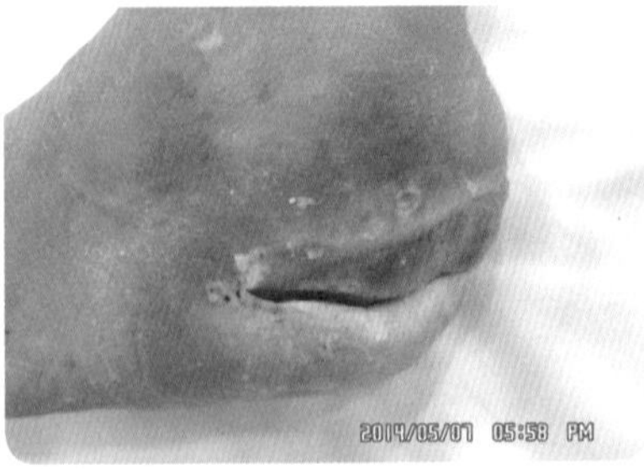

여덟 달 후 내원 날(2014. 03. 08)

표피 조직이 점점 덮어가고 있으며 못 느꼈던 감각이 대부분 돌아온 상태.

4 눈 실명을 부르는 당뇨병성 망막증, 신침 치료로 개선한다

실명을 부르는 4대 안질환으로 당뇨병성 망막증, 백내장, 황반변성과 녹내장을 든다. 이중 당뇨병성 망막증은 후천적 실명 원인 중 가장 큰 요인이다. 당뇨병성 망막증으로 고통받는 환자는 전체 당뇨병 환자의 약 36퍼센트에 이른다. 당뇨병성 망막증으로 실명하는 경우는 정상인의 20배나 된다. 미국의 경우 매년 2만 4천 명의 당뇨 환자가 시력을 잃는다. 이는 65세 미만 성인의 실명 원인에서 가장 큰 비중을 차지한다는 것이다.

조선 4대 왕 세종은 학문과 덕을 갖춘 성군(聖君)으로 그가 창제한 한글은 오늘날 우리 민족문화의 뿌리가 되고 있다. 세종은 22살에 왕위에 올라 32년 동안 나라를 다스렸다. 늘 격무에 시달리던 세종은 40대 초반부터 각종 질병으로 고생했다. 세종실록에서 세종은 자신의 병에 대해 솔직하고 자세히 기록하고 있다.

내가 젊어서부터 한 쪽 다리가 지나치게 아파서 10여 년만에 조금 나았는데, 또 등의 부종으로 아픈 지 오래다. 아플 때를 당하면 마음대로 돌아눕지도 못해 그 고통을 참을 수가 없다. …(중략)… 또 소갈증이 있은 지 열서너 해가 되었다. 그러나 이제는 조금 나았다. 지난 해 여름에 또 이질을 앓아 오래 정사를 보지 못하다가 가을 겨울에 이르러 조금 나았다. 지난 봄 강무한 뒤에는 왼쪽 눈이 아파 안막을 가리는데 이르고 오른쪽 눈도 어두워져서, 한 걸음 사이에서도 사람이 있는 것은 알겠으나 누구인지를 알지 못하겠으니…

— 세종 21년(1439년)

기록에 나타난 것을 보면 세종은 35세 이후 소갈증으로 매일 한 독의 물을 마셨다고 한다. 현재 볼 수 있는 세종의 초상화를 보면 약간은 비만한 체구로 보인다. 세종은 육식을 즐겼으며 풍채도 좋은 편이었다.

세종은 '한 가지 병이 겨우 나으면 한 가지 병이 또 생기매 나의 쇠로함이 심하다'고 하였다. 위의 기록으로 보면 세종은 두통과 이질, 부종, 풍증, 수전증 등 잔병을 달고 살았다고 생각된다. 그리고 강무한 뒤에는 왼쪽 눈이 아프고 안막을 가린다고 했는데 이는 당뇨망막병증으로 추정된다. 눈은 우리 몸의 어느 부분보다 산소 소비량이 많다. 그 때문에 당뇨합병증에 가장 취약한 부분이다.

당뇨병에서 가장 문제가 되는 것은 고혈당인데 5년 이상 지속되면 당뇨합병증이 유발된다. 고혈당의 피는 뇌혈관부터 말초혈관까지 구석구석 돌아다니며 인체의 모든 곳을 파괴한다. 이때 고혈당의 피가 눈의 미세혈관을 막아버리면 실명에 이르는 것이다.

양춘예(가명, 여, 45세)씨는 당뇨 진단을 받은 뒤 5년 만에 망막 손상이 나타났다. 눈이 늘 침침하고 피곤함이 오면서 시력이 뚝 떨어졌다. 또 합병증이 진행되면서 눈에서 계속 눈물이 나고 아파서 도저히 뜨고 있을 수 없었다. 모래 한 주먹이 눈에 들어가 돌아다니는 것 같은 통증 때문에 잠을 잘 수가 없을 정도였다. 병원에서는 실명까지 각오하라고 말했다.

양춘예 씨가 내원했을 때 손과 발의 마비감으로 저린 증상과 구취가 심했다. 밤에는 갈증 때문에 몇 번이나 잠에서 깨어나야 했다. 양춘예 씨는 필자의 병원을 내원한 첫날 이렇게 말했다.

"앞으로 1년은 볼 수 있을까? 이만큼이라도 보일 때 죽었으면 좋겠다고 생각했어요. 원장님이 꼭 제 눈을 고쳐주세요."

치료를 받기 시작한 지 한 달 정도 지나자 양춘예 씨의 혈당이 안정되기 시작했다. 시력을 회복한 양춘예 씨는 사춘기에 접어든 아들 얼굴의 여드름까지 보인다면서 환하게 웃음을 지었다.

우리 눈에서 시력의 역할을 담당하는 곳이 망막이다. 이곳에는 미세혈관이 가장 많이 분포되어 있다. 높아진 당에 의해 끈적끈적해진 '나쁜 피'는 망막으로 운반되는 산소와 영양분의 공급을 차단한다. 그렇게 되면 미세혈관이 손상을 입게 되고 신생혈관이 생긴다. 신생혈관은 망막을 혼탁하게 하고 기능을 상실하게 하는 주범이다.

1984년 미국 위스콘신 주에서 30세 이전 당뇨병을 진단 받은 환자들을 대상으로 역학조사를 했다. 그 결과 제1형 당뇨병 환자의 경우 당뇨병을 앓은 기간이 5년 이하일 때 당뇨병성 망막증 환자는 약 17퍼센트였다. 하지만 15년 이상된 환자의 98퍼센트에서 망막증이 일어난 것으로 조사되었다.

우리나라의 경우 제2형 당뇨 환자는 전체 당뇨 환자의 80~90퍼센트에 속한다. 이 경우 유병 기간이 5년 이하인 경우 망막증을 앓는 환자는 29퍼센트였다. 하지만 유병 기간이 15년 이상 되는 환자의 78퍼센트가 망막증을 앓고 있었다.

한 연구기관에서 당뇨 환자들을 상대로 당뇨병성 망막증에 대한 인식조사를 했다. 그 결과 환자의 대부분이 혈당 조절만으로 당뇨병성 망막증을 예방할 수 있는 것으로 알고 있었다.

환자들은 당뇨병과 실명이 연관되어 있다는 것조차 인식하지 못하고 있었다. 이는 당뇨합병증에 대한 기본 인식이 없기 때문이다. 환자들은 당뇨가 오래 진행되면 합병증에 이르게 된다는 사실을 전혀 인정하지 않았다.

또 다른 조사에 의하면 당뇨병 환자의 24퍼센트가 당뇨병성 망막증에 대해서 알고 있다고 대답했다. 10년 이상 된 당뇨 환자 중 주기적으로 안과 검진을 받는 환자는 43퍼센트에 불과했다.

정미정 씨(가명, 여, 45세) 역시 10년 전 당뇨 진단을 받았다. 하지만 안일한 생각에 별다른 관리를 하지 않았다. 식이요법도 하지 않았고 운동도 전혀 하지 않았다. 지금 그녀는 당뇨병성 망막증으로 실명이 된 상태다. 정미정 씨는 신장까지 나빠져 필자를 찾아와 이렇게 하소연했다.

"말해서 무엇하겠어요? 후회할 뿐입니다. 매일 밤 꿈을 꿉니다. 눈을 뜨는 꿈이지요. 자면서도 생각합니다. 내일 아침에 일어나 눈을 뜨면 세상이 보이겠지. 자다가 문득 잠이 깨면 나도 모르게 왜 내 눈이 안 보이

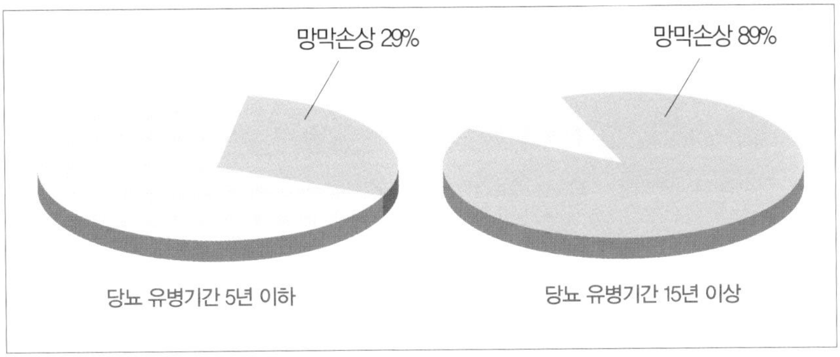

지? 하고 나도 모르게 외치곤 해요."

혈당 조절만으로 당뇨를 관리하던 환자들은 안과에서 행하는 레이저광응고처리를 받는다. 레이저광응고처리는 망막증의 진행을 느리게 할 수는 있지만 완전한 치료법은 아니다. 레이저광응고처리로 망막에 생긴 막과 출혈을 제거하지만 안과 수술로 한번 생긴 망막의 막과 출혈을 없앨 수 없다. 더 나빠지는 것을 막기 위한 수술이지만 이미 진행 중인 실명을 막을 수는 없고 다만 그 진행을 조금 늦출 뿐이다.

눈은 사람의 몸에서 무시할 수 없는 중요한 부분이다. 사람이 죽으면 '심장박동이 멎었다' 또는 '뇌사했다'라고 말한다. 하지만 옛사람들은 '눈을 감았다', '영원히 잠드셨다', '영면했다'라는 표현을 썼다. 그만큼 눈이 중요하다는 의미이다.

한의의 개념으로 해석하면 눈은 오장의 정기가 모인 곳이다. 따라서 눈을 감았다는 것은 오장의 정기가 끊어졌다는 말이다. 포괄적 개념으로 보면 눈은 인체의 정기가 모인 곳이다. 한의에서 눈이 아플 때 발끝에 침을 놓는 것은 몸의 경락을 자극해 기의 순환을 자연스럽게 하기 위해서

다. 양의의 해부적 개념으로는 눈병이 났다고 할 때 눈 주위 근육과 혈관을 본다. 그 때문에 안과에서는 눈 부분의 수술을 하고 레이저 처리를 한다.

눈에는 오장의 정기가 모여 있기 때문에 침을 놓으면 가장 먼저 효과를 보는 곳이 눈이다. 발끝에서 눈까지 가는 길은 한 통로이다. 그 때문에 발끝에 침을 놓아도 눈이 좋아지는 것이다.

눈에서 윗 눈꺼풀이 비장이고 아래 눈꺼풀이 위장이다. 윗 눈꺼풀이 붓거나 다래끼가 나면 비장이나 위장의 열을 다스려준다. 흰자위가 문제가 있을 때는 폐의 열을 꺼준다. 검정눈동자에 병이 있을 때는 간의 열을 쳐준다. 동공이 문제가 있을 때는 신장이나 쓸개를 다스려준다.

신침은 그 효과가 빠르기 때문에 침을 놓는 즉시 효과를 느낄 수 있다. 특히 침을 놓으면 70~80퍼센트에서 눈이 밝아진다. 첫 번째 침을 꽂으면 흐릿하고 뿌옇던 눈이 맑아지고 두 번째 침을 놓으면 결리고 뻣뻣하던 목도 풀린다.

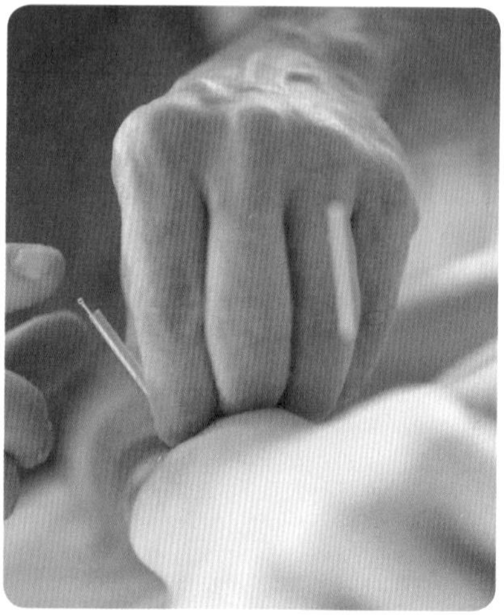

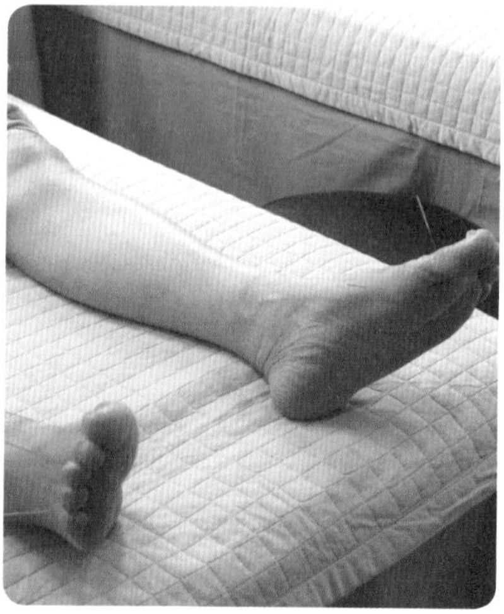

강현동 씨(가명, 남, 44세)는 2003년부터 꾸준히 양약을 복용했다. 아침에 아마릴 1알 반, 저녁에 베이슨 한 알을 복용했다. 하지만 혈당이 안정되지 않아 합병증이 생겨 당뇨망막증을 앓게 되었다. 엎친 데 덮친 격으로 2005년 1월 교통사고를 당했다. 그 사고로 오른쪽 눈이 실명되었고 왼쪽 눈은 망막출혈로 피가 눈앞을 가리는 상태였다.

2005년 7월 22일 내원했을 당시 강현동 씨의 당화혈색소는 7.4퍼센트였으며 아침 저녁으로 양약을 복용하고 있었다. 침 치료와 약물 치료로 강현동 씨는 8월 1일 양약을 일부 중단했다. 당뇨환을 15알 복용했으며 8월 3일 양약을 완전히 끊었다.

8월 13일 강현동씨의 눈을 가리던 피가 2cm정도에서 1cm로 감소되었다. 9월 1일 당화혈색소 수치가 6.4퍼센트로 떨어졌고 17알 복용하던 당뇨환도 06년 1월 3알로 줄였다. 9월 30일에는 한방병원 간판이 보이고 신호등을 구별하게 되었다. 퍼져보이던 형광등 불빛이 선명하게 보이게 되고 2/3 정도 보이던 자동차는 이제 전체가 보이게 되었다. 강현동 씨는 안과 진단에서 출혈이 정지되고 좋아졌다는 확인을 받았다.

그리고 10월 13일 당화혈색소가 5.8퍼센트로 줄었다. 당화혈색소 수치가 6퍼센트 이하가 되면 정상수치로 여기며 당뇨 환자의 경우 7퍼센트만 되어도 정상으로 본다.

강현동 씨는 치료를 시작한 지 5개월 정도 되자 한방병원의 현판 글씨를 식별했다. 왼쪽 눈에 내려 덮힌 피도 10퍼센트 정도만이 남았다. 지하철에서 반대편 좌석의 손잡이를 식별할 수 있을 정도로 시력을 회복했다.

5 심근경색, 고혈압을 앓는 당뇨 환자 치료법

며칠 전 멀쩡하게 식사를 같이 한 사람인데 갑작스러운 사망 소식을 듣는 경우가 있다. 혹은 멀쩡하게 잠든 남편이 아침에 눈을 떠보니 죽어 있는 기막힌 상황도 있다. 이런 죽음은 심장질환으로 인한 급사이다. 교통사고 같은 돌발 상황을 제외한 돌연사는 심장의 문제라고 할 수 있다.

대부분 마지막 사망원인은 심부전으로 본다. 최근 뇌사냐, 심장사냐 하는 논란이 있었지만 심장이 멈춘 것을 사망으로 진단한다.

그림에서 오른쪽 그림은 일반적인 양의의 해부학적 그림이다. 왼쪽 그림은 한의적 개념의 그림으로 한의에서 보는 심장은 산처럼 그려져 있다. 삐죽삐죽 솟아있고 털도 나 있다. 한의적 개념에서 심장은 피지 않은 연꽃에 비유되는데 구멍이 7개 뚫려 있고 털이 3개 나 있다. 그리고 심장을 싸고 있는 막은 심장을 보호하는 심포막이라 부른다.

《동의보감》에는 심장을 '군주지관 신명출언(君主之官 神明出焉)'이라 했다.

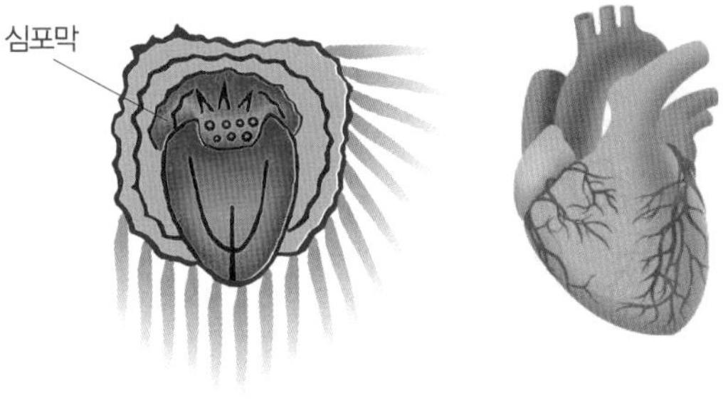

한의학 · 양의학 해부학적 심장

이는 임금이 계신 곳이 심장이고 그 작용은 정신세계에서 나타난다는 말이다. 즉, 심장은 혈액순환의 원동력이자 마음까지 관장하는 장기라는 의미이다.

한의에서는 육체적 심장과 정신세계를 합쳐서 심장의 범주로 본다. 심장은 양의와 한의의 중요한 치료원리로 육체적 증상 뿐 아니라 몸과 마음을 다스리는 곳이다. 《동의보감》에 보면 7개의 구멍은 북두칠성에 상응하고, 3개의 털은 3태성(三台星)에 상응하기 때문에 마음이 지성이면 하늘과 통한다고 기록되어 있다.

다른 장기들과 달리 심장은 정신이 작용하는 곳이기 때문에 크기가 커야 병에 노출되지 않는다는 것이 한의의 개념이다. 흔히 마음이 넓다, 그릇이 크다, 하는 말은 심장을 일컫는 말이다.

심장에 병이 생겼을 때 양의에서는 혈액의 순환을 말하지만 한의에서는 불안, 초조를 원인으로 삼는다. 즉, 한의적 개념에서 심장병은 불안, 초조 등 정신신경계의 원인을 따지고 피의 많고 적음도 병인으로 본다. 육체적 증상만 보는 것이 아니라 정신까지 개념을 확대시키는 것이다.

당뇨가 만성이 되면 심장 쪽에 나타나는 합병증이 협심증이나 심근경색이다. 이는 관상동맥이 원활치 못해 좁아지거나 혈액 공급이 안 되어 일어난다. 관상동맥은 지름이 3~4㎜나 되는 대혈관인데 당뇨병이 오래 지속되면 혈액응고의 장애가 일어나 동맥경화가 유발된다.

동맥경화가 진행되면 혈관에 문제가 발생된다. 혈관이 완전히 막히지 않고 피가 흐르면 협심증의 단계이다. 하지만 언제 혈관이 완전히 막혀 심근경색으로 발전할지 알 수 없다. 협심증이 오면 피의 순환이 원활하게 되지 않으며 혈류량이 감소해 심장근육이 허혈 상태가 되면 가슴이 조여드는 듯하면서 뻐근한 통증이 온다. 협심증이 계속 진행되면 심근경색증이 나타나 돌연사하게 된다.

심근경색은 유전적인 요인도 있지만 대개 흡연, 음주, 고지혈증, 고혈압, 스트레스, 비만, 당뇨병, 운동부족 등으로 발생한다.

실제로 한국인 심장질환자의 20퍼센트, 뇌졸중환자의 16퍼센트는 당뇨병을 앓아왔던 것으로 조사되고 있다. 당뇨가 있으면 심근경색의 위험도는 그렇지 않은 사람보다 네 배 정도 높다.

최근 연구에 따르면 당뇨병 환자는 이미 심근경색으로 쓰러졌던 사람보다 위험도가 더 크다. 즉, 단순한 당뇨병을 앓고 있는 것만으로도 심근경색으로 쓰러질 가능성이 높다는 것이다.

또한 혈당강하제의 부작용으로 당뇨 환자의 30퍼센트 정도가 심장병으로 사망하는 것으로 보고되었다.

추운 날씨, 스트레스, 과로, 식염의 과다섭취, 비만 등의 이유로 혈관이 수축되면 혈액의 흐름이 나빠진다. 심장은 단백질, 지방, 탄수화물 등 음식물에서 섭취한 영양소와 수분, 산소, 호르몬 등을 포함한 혈액을 나르기 위해 쉴 새 없이 펌프질을 한다. 그 결과 혈압이 상승한다. 이것이 고혈압의 증상이다.

고혈압 역시 동맥경화, 뇌졸중, 심근경색, 당뇨와 마찬가지로 생활습관병이다. 그러므로 당뇨병과 함께 고혈압, 심장병 등은 자기관리를 철저히 해야 한다. 현대인들은 운동 부족 상태에서 영양의 과잉 상태가 되었다. 지방을 처리하지 못해 고지혈증이 되고 지방이 간에 달라붙어 지방간이 된다. 혈관 내벽에 달라붙은 지방으로 동맥경화가 오며 고혈압과 뇌경색, 심근경색을 일으킨다. 아침에 멀쩡하게 출근한 남편이 갑자기 쓰러져 병원으로 옮기기도 전 사망했다면 이는 틀림없는 심근경색이다.

1970년대 이후 눈부신 경제발전과 더불어 한국인들의 식단에는 고단백, 고지방의 영양식품이 흔해지게 되었다. 그 결과 당뇨, 고혈압, 심장병 같은 문명병이 급증하게 된 것이다. 당뇨병 환자는 대개 고혈압 증상을 나타낸다. 고혈압, 당뇨 등은 모두 피가 탁해 혈관의 문제가 생긴 것이다. 당뇨와 고혈압이 나타나면 그만큼 병의 부담은 커진다.

이수임 씨(가명, 여, 66세)는 1990년부터 당뇨를 앓았다. 양약에 의지하다 결국 인슐린을 투여하게 되어 아침에 20단위, 저녁에 5단위를 맞고 있는 상태였다.

2010년에 심근경색증이 와서 한 달 동안 병원에 입원했는데 망막에도 합병증이 와서 시력도 약해져 있었다. 이수임 씨가 내원한 것은 2011년 6월이었고 당시 당화혈색소가 7.2퍼센트였다.

"더는 배에 주삿바늘을 찌르면서 살고 싶지 않습니다. 해봤자 나아지지도 않고요. 한의 치료를 받으면 인슐린 없이도 살 수 있다는 얘길 들어서 왔습니다. 이 주사에서만이라도 해방된다면 더 바랄 게 없겠어요."

이수임 씨는 발효 한약으로 몸의 독소를 제거한 다음 침 치료와 함께 당뇨환 25알을 복용하면서 인슐린 투여를 중지했다. 그러자 이수임 씨가 그동안 당뇨치료를 받던 S병원의 의사는 화를 벌컥 냈다고 한다. 인슐린을 중지하고 한약에만 의지하다가는 결국 죽는다는 말까지 들었다고 한다. 하지만 이수임 씨는 20년 넘게 당뇨로 고생했기 때문에 지긋지긋해졌다고 한다. 이제 살만큼 살았으니 두려울 것도 없다는 생각에 이수임 씨는 한약을 먹는 큰 모험(?)을 감수한 셈이다.

두 달 정도 치료를 받은 후 이수임 씨의 혈당이 안정되자 S대학병원의 의사는 더 이상 아무 말도 하지 않았다고 한다. 심장에 열이 많고 기력이 약화되어 면역 기능이 저하된 경우에는 피를 맑게 해주고 열을 식혀주는 한약을 동시에 처방한다. 이는 표면에 드러난 증상을 없애는 데 초점을 맞추었던 기존의 치료법과 달리 당뇨병을 일으킨 근본 원인을 찾고 이에 따른 종합적인 처방이기 때문에 재발률이 낮다.

현재 이수임 씨는 양약뿐 아니라 인슐린을 완전히 끊고 당뇨환만 복용하고 있다. 공복 시 혈당은 안정되었다가도 음식에 따라 오를 때도 있고 내릴 때도 있다. 왼쪽 눈의 망막출혈도 없어져 시력도 회복되었다.

심근경색증으로 입원했던 만큼 평소 심장 기능이 안 좋아 가슴이 뻐근하고 답답했는데 현재 그러한 증상이 없어졌다. 이수임 씨는 20년 동안 앓은 당뇨에서 해방되었고 심장 쪽과 안과 쪽의 정기검진만 받고 있다.

당뇨성 성기능 저하, 혈액 순환이 잘 되게 만들어라!

6

"나참, 당뇨병이 제 자존심에 구멍을 냈다니까요."

건장한 체격의 정석현 씨(가명, 남, 40세)는 보기와 달리 오랫동안 당뇨병을 앓고 있는 환자다. 곁에서 잘 챙겨주는 아내 덕분에 정씨는 별다른 스트레스 없이 생활하고 있다. 하지만 언제부턴가 아내에게 작은 일에도 짜증을 내고 부부 사이도 멀어지기 시작했다.

당뇨합병증 중에서 남성의 자존심을 잃게 하는 것이 있다면 바로 성기능의 문제이다. 정석현 씨 부부는 결혼한 지 10년이 지났지만 여전히 신혼부부처럼 금실이 좋았다. 그러던 것이 몇 달간 부부관계를 하지 못하게 되자 정석현 씨는 의처증까지 생겼다고 솔직하게 털어놓았다.

많은 사람들이 당뇨병과 성기능 장애가 관계있다는 사실에 의외라는 반응을 보인다. 하지만 성기능 장애는 당뇨 환자의 50~60퍼센트에서 발견된다. 특히 당뇨 환자의 65퍼센트가 10년 이내에 발기부전이 된다는 연구보고가 있다.

당뇨병은 그 자체로는 성욕 감퇴나 발기 이상을 일으키지 않는다. 하지만 합병증이 나타나게 되면 발기를 담당하는 신경에 염증을 일으키거나 혈관의 동맥경화 현상을 일으켜 발기가 잘 이루어지지 않는다.

발기부전의 원인인 음경 혈관의 탄력을 잃게 하는 요인은 고혈압, 당뇨병, 고지혈증, 흡연 등을 들 수 있다. 남성 당뇨병 환자가 성기능에 이상이 생기면 정력과 정자 생성이 감퇴되고 고환이 위축되어 조루와 불감증도 나타날 수 있다. 육체적 증상보다 수치심으로 인해 우울증을 앓기도 한다. 여성의 경우에도 불감증, 질건조증, 생리불순 등의 문제가 함께 나타날 수 있다.

남성의 경우 발기부전이 의심되면 제일 먼저 당뇨병 진단을 받아보아야 한다. 그만큼 당뇨와 성기능 감퇴는 긴밀하게 연관되어 있다. 하지만 당뇨에 걸렸다고 해서 모든 사람에게 발기부전이 나타나는 것은 아니다.

당뇨가 성기능 장애를 일으키는 원인으로는 여러 가지 요인을 들 수 있다. 이때 가장 먼저 주목되는 것이 혈액순환의 문제이다. 당으로 인해 끈적끈적해진 피가 혈관을 막아 혈액순환이 원활하지 않으면 척추를 손상당한 것과 같은 증상이 나타난다.

정력은 한 마디로 '피'라고 할 수 있다. 곧 혈액 순환의 문제다. 혈관이 건강하고 탄력성이 있어야 해면체로 쏠린 피가 발기를 이루고 딱딱한 발기 상태가 얼마나 유지되느냐에 따라 원만한 성생활이 이루어지는 것이다.

음경동맥의 지름은 0.3㎜밖에 되지 않는 가느다란 혈관이다. 대뇌나 심장의 동맥 지름에 비하면 무척이나 가느다란 혈관이라고 할 수 있다. 따라서 당뇨나 고혈압이 있으면 이 핏줄이 손상을 입어 발기부전 현상이 나타나는 것이다.

이는 모두 혈액 속에 넘쳐나는 당이 모세혈관을 막아버리기 때문이다. 당뇨로 인해 끈적끈적해진 피가 혈관을 막아 음경으로 가는 피의 순환에 지장을 초래해 발기부전이 되는 것이다.

또 당뇨를 제대로 관리하지 않으면 체중이 줄어들게 되고 영양상태의 조화가 깨져 내분비계의 이상도 나타난다. 그렇게 되면 성선호르몬에 지장을 가져온다. 당뇨를 조절하지 않은 상태가 오래 지속되면 자율신경계의 지장으로 발기부전이 발생하기도 한다. 마지막으로 만성의 당뇨 환자는 병에 대한 부담과 우울감에 의한 심리적 요인으로 발기장애를 겪기도 한다.

당뇨가 오래 될수록 발기부전의 가능성은 높아지며 한번 손상된 신경과 혈관은 정상으로 돌아오기 어렵다. 하지만 당뇨로 높아진 혈당을 정상화시키면 발기 능력은 어느 정도 호전될 수 있다.

필자가 특히 강조하고 싶은 것은 당뇨로 인한 발기부전은 다른 만성병으로 인한 발기부전과는 분명 차이가 있다는 것이다. 고혈압이나 다른 병에 의한 성기능 감퇴는 발기유발제 치료로 효과를 거둘 수 있지만 당뇨에 의한 성기능 감퇴는 발기유발제가 별 효과를 거두지 못한다.

성기능 장애는 정신적 스트레스와 더불어 신장의 원기와 진액이 고갈돼 나타나는 증상이다. 정신적 긴장을 풀기 위해서 심장의 열기를 식혀주고 신장의 호르몬과 기운을 보충해야 당뇨합병증으로 생긴 성기능 장애를 해결할 수 있다.

대개 발효 한약을 포함한 한의 치료와 운동, 식이요법을 병행하면 6~12개월 이내에 만족할 만한 상태로 호전돼 정상생활로 돌아갈 수 있다. 한의 치료는 환자의 상태에 따라 신장이나 간의 기능을 향상시키는 약재를 가감하여 약을 처방한다. 치료와 더불어 엄격한 생활관리와 적절한 운동은 필수적이다. 채식 위주의 저염분, 저칼로리 식사로 혈당을 안정시키고 운동을 통해 인슐린과 혈당의 공급을 원활하게 하는 것이 바람직하다. 무리한 운동은 독이 될 수 있으므로 걷기나 골프 등의 유산소 운동이 좋다.

특히 한의 치료는 발기부전과 함께 조루, 소변을 자주 보거나 소변 줄기에 힘이 없는 증상이 나타나는 경우에 치료 효과가 좋은 편이다.

지동석 씨(가명, 남, 47세)는 2009년 1월 내원했다. 2008년에 당뇨 진단을 받았는데 그 당시 당화혈색소가 7.0퍼센트였고 아침 저녁으로 아마릴 1알씩 복용했다. 2008년 12월 중순부터 갑자기 발기부전 증세가 나타났으며 찬바람을 쐬면 시력이 약해져 눈물이 나오고 어지럼증도 있었다. 또 당뇨 합병증으로 발바닥까지 감각장애가 왔다.

당뇨병성신경증은 신경이 지배하는 모든 조직에 문제가 발생한다. 지동석 씨의 발바닥이 둔해진 것은 발바닥을 담당하는 신경에 합병증이 온 것이다. 그렇게 되면 발바닥이 저릿저릿하거나 화끈거리는 증상이 나타나다가 발바닥의 감각이 아예 없어져 버린다. 그리고 발끝에서 시작해 발바닥, 발뒤꿈치, 발목의 순서로 둔해지면서 밤에는 통증이 심해 잠을 이룰 수가 없게 된다. 사지에 신경합병증이 생기면 감각이 없어지고 저리면서 화끈거리고 쥐어짜는 것처럼 통증이 온다.

지동석 씨는 47세로 왕성한 성생활을 할 나이에 당뇨로 인한 성기능장애가 생겨 우울증 증세까지 겪고 있었다. 신경합병증에 의한 성기능 장애는 남성에게만 나타나는 것으로 발기부전 증세와 역행성 사정 등의 증상이 나타난다. 지동석 씨는 내원한 그날 필자의 침을 맞고 바로 발바닥의 감각이 풀리기 시작했다. 그리고 침 치료를 세 번 한 후 발바닥의 둔한 감각은 거의 사라졌다. 필자는 지동석 씨의 몸의 순환을 시키기 위해 발효 한약을 먹게 하고 신장 기능과 간기능을 강화하는 침과 약물 치료를 병행했다. 어지럼증은 거의 사라졌고 발기부전 증세는 치료를 시작한 후 한 달 만에 정상으로 복구되었다.

정(精)이 부족하면 정(情)도 달아난다

흔히 40~50대가 되면서 부부관계가 소원해지는 것을 당연시하는 경향이 있다. 이는 성에 대한 무지 때문이다. 옛날 사람들은 성생활을 일러 방노(房勞)라고 했다. 방에서 이루어지는 노동이라는 의미로 성생활의 이중적 의미를 나타내는 속어다. 성은 쾌락의 면에서 '신이 내린 보약'이지만 반면 '노동'만큼 힘들다는 뜻이다. 한 알의 달콤한 사과가 열리기까지는 농부의 땀과 정성이 필요하듯이 성의 감미로운 열매를 따기 위해서 정신적으로나 육체적으로 건강해야만 가능하다.

한의에서는 성(性)을 정(精)의 개념으로 본다. 즉, 우리 몸에 정(精)이 충만해야만 성생활의 즐거움을 누릴 수 있다. 마음으로는 정(情)을 표현하고 싶지만 몸에 정(精)이 부족하다면 부부사이는 자연히 멀어질 수밖에 없다. 성 문제는 지극히 사적인 것으로 한 마디로 오묘한 것이라고 할 수밖에 없다. 아무리 정(精)이 충만해도 정신적으로 조화를 이루지 못하면 이 또한 성생활의 은밀함을 맛볼 수 없다. 성생활은 정신과 육체가 일치를 이루어야 가능한 것이다.

성은 부부간의 대화의 창구이다. 젊을 때는 힘을 바탕으로 한 성이지만 나이가 들면서 애정을 바탕으로 해야 한다. 서로의 정(情)을 나누고 교감을 나누는 의미로 성을 생각할 필요가 있다. 부부간의 정(情)의 교환은 말로만 나누는 것이 아니다. 은밀한 몸의 대화로 둘만의 교감을 나누어야 정(情)이 돈독해진다.

부부간에 정(情)을 표현하고 싶은데 잘 이루어지지 않을 때는 성기능에 문제가 없는지를 점검해야 한다. 한의에서 남자는 양(陽)이라는 표현을 쓰고 여자는 음(陰)이라는 표현을 쓴다.

양이라는 개념은 활동적이고 능동적이고 뜨겁고 강한 것이다. 음은 여성적이고 윤기가 있고 부드러운 것이다. 남자가 불(火)이라면 여자는 물(水)이다. 양인 불은 빳빳하고 강해야 하고 음인 물은 윤기가 있고 부드러워야 한다.

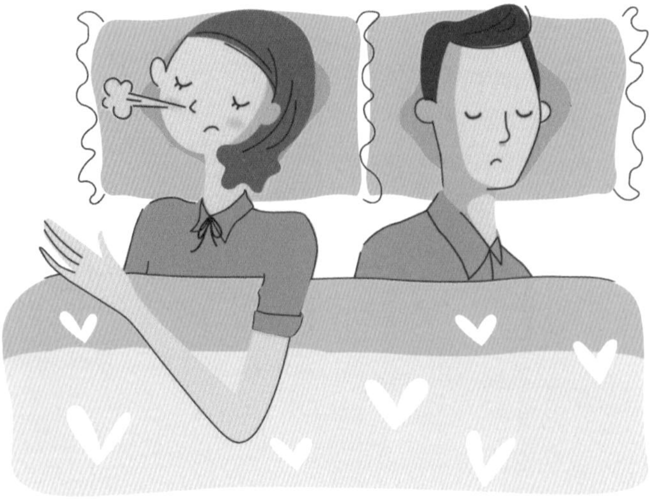

노자 6장 성상(成象)에 보면 '곡신불사(谷神不死)하니 시위현빈(是謂玄牝)이니라'고 했다. 이를 직역하면 골짜기의 신은 죽지 않으니, 이를 일러 현묘한 암컷이라는 뜻이다. 항상 숨어 있고 물이 흐르고 만물이 생성하는 것이 바로 곡신, 골짜기의 신이다. 양(陽)은 불쑥 불쑥 서고 드러나기를 좋아하지만 음(陰)은 숨어 있는 계곡이라는 의미이다.

한의에서 성기능 장애를 볼 때는 신장과 간장, 그리고 심장의 문제를 본다. 신장의 기능은 진음과 진양으로 나누는데 진음이 손상됐느냐, 진양이 손상됐느냐를 따진다.

진음 부족이라는 것은 몸이 까맣고 수척하면서 마르고 윤기가 없는 것을 이른다. 증상으로는 귀의 이명증이 오고 성기능 장애도 온다. 몸이 비만하고 얼굴이 넓적하면서 희고 추위를 많이 타고 땀이 많이 나는 체질은 보양시켜주는 치료를 한다. 얼굴이 수척하고 피부가 거무스름하면서 더위를 많이 타고 식은땀을 흘리는 체질, 무릎 밑이 시리거나 허리가 뻐근하며 소변이 시원치 않고 뻑뻑하면 진음을 돋구는 육미지황탕을 쓴다.

양의 개념에서 성기능 장애가 왔을 때는 크게 세 가지로 본다.

첫째 노화에 따른 기능의 쇠퇴, 둘째 성인병을 오래 앓아서 생기는 경우, 셋째 전립선 질환을 앓는 경우 성기능 장애를 가져온다.

전립선 질환으로 성기능 장애가 왔을 때 양의에서는 전립선 비대나 염증으로 진단한다. 양의의 치료는 비대한 것을 잘라내고 막힌 것을 뚫어주고 염증의 균을 치료한다. 하지만 양의에서 전립선을 치료해 소변은 좋아졌다고 해도 성기능의 문제가 반드시 해결되지 않는다.

일본인 히로시 씨(68세)가 필자를 찾아온 것은 2011년 8월 5일의 일이다. 히로시 씨는 지병인 당뇨와 고혈압으로 오랫동안 고생하고 있었다. 근래에는 당뇨로 인한 전립선의 문제로 더욱 고통을 받고 있었다. 히로시 씨의 아들은 일본에서 내과의로 개업하고 있었지만 아버지의 병을 고치지 못했다.

히로시 씨에게 어떻게 필자를 알게 되었느냐고 물었더니 그 과정이 꽤나 복잡했다. 히로시 씨는 한국여성과 결혼한 관계로 한국에 자주 오는 편이었다. 그는 한국에 오면 묵는 리버사이드 호텔의 관계자에게서 S대학병원의 내과교수를 소개받았다고 한다. 그리고 그 교수로부터 필자를 소개받았다는 것이다.

내원할 당시 히로시 씨는 전립선 문제로 야간뇨가 3회 정도 있었다. 소변을 볼 때는 뻐근한 증상과 함께 짜내는 듯한 통증 때문에 무척 고통을 받고 있었다. 소변이 시원하게 나오지 않아 손으로 소변을 짜내야만 했다.

히로시 씨의 혈당은 양약으로 잘 조절이 되고 있었다. 당시 당화혈색소는 6.7퍼센트로 그다지 위험하지는 않았다. 그는 한의로 당뇨를 치료할 수 있다는 말을 듣고 찾아왔다면서 병을 고쳐달라고 간곡히 부탁했다.

히로시 씨는 처음 내원한 바로 그 날부터 양약을 끊고 발효 한약과 함께 당뇨환을 20알 복용하기 시작했다. 한 달 정도 침과 약물 치료를 받고 일본으로 돌아간 히로시 씨는 그 후 필자와의 전화통화로 약을 조절했다. 히로시 씨는 9월 20일, 당뇨환을 5알로 줄였고 10월 17일에는 3알로 줄였다.

전립선은 약침 치료 3회 만에 거의 좋아졌다. 당화혈색소는 5.8퍼센트로 안정되었고 당뇨환은 현재 마지막 2알을 복용중이다. 얼마 전 다시 한국에 나와 침 치료를 받은 히로시 씨는 또 내원하기로 하고 일본으로 돌아갔다.

한의에서는 생식기인 고환이나 전립선에서 문제가 나타나는 것은 신(腎)기능과 간기능 계통의 장애로 본다. 따라서 성기능 장애는 신장과 간장을 동시에 치료해야 한다.

성기능 장애는 전립선의 이상, 성인병에 의한 발기부전의 문제 외에 노화의 문제가 있다. 이때 노화를 당연한 것으로 받아들여서는 안 된다. 성생활에 있어 남녀 모두 중년에 이르러 갱년기를 맞게 된다. 갱년기라는 표현은 그 안의 의미를 살피면 성기능의 퇴화를 이르는 말이다. 다시 말하면 남자는 양의 기운이 쇠하고 여자는 음의 기운이 쇠하는 것이다.

지구상에 생존하고 있는 생물 중 1년 내내 발정기이며 밤낮을 불문하고 성생활을 즐기는 동물은 인간밖에 없을 것이다. 인간은 남녀를 불문하고 건강하기만 하면 70대 80대가 되어도 충분히 성생활을 할 수 있다.

필자가 임상에서 치료를 하다보면 젊은 층은 지나치게 쾌락을 추구하다 병을 얻고 나이든 사람들은 성에 대해 무지한 탓에 성의 즐거움을 도외시하는 경우가 많다.

부부는 성생활을 통해 육체적인 만족뿐만 아니라 정신적 사랑도 확인할 수 있다. 부부 사이의 원만한 성생활은 심리적 안정감을 제공하는 원천으로 어떤 관계에서보다 더 큰 일치감을 이룰 수 있다. 두 사람이 하나가 되는 멋진 성생활은 저절로 되는 것이 아니라 많은 노력이 필요하다. 건강이 왕성해지면 자연히 성기능은 좋아진다.

한의에서는 성기능의 문제를 국소적으로 보지 않는다. 국부적인 기능에 초점을 맞춰 약물을 쓴다. 양의의 발기유발제는 더 큰 부작용을 불러올 수 있으므로 각별히 주의해야 한다. 한의에서는 발기의 문제를 간(肝)의 피순환과 정(精)의 충실함을 중요시하기 때문에 치료법이 다르며 오장의 균형을 회복해 성기능을 복구하는 데 주안점을 둔다.

성기능 장애는 침과 약물 치료도 있지만 운동을 하는 방법도 있다. 운동을 통해서 울체된 부분을 마사지 등으로 풀어주면 성기능의 향상을 가져올 수 있다. 우리 몸은 모든 머리끝에서 발끝까지 허술하게 생각할 부분은 한군데도 없다. 성인병이 운동을 중요한 치료요건으로 삼고 있듯이 성기능 장애도 운동으로 풀어주는 것이 좋다. 울체된 부분을 운동으로 풀어주면 성기능의 향상을 가져올 수 있다.

남성이 40대에 접어들면 성적 능력은 하향곡선을 그리게 된다. 회사에서는 책임 있는 위치에 있으며 가정에서는 자녀들의 대학진학 등으로 심신이 극도로 지쳐 있을 때이다.

40~50대는 비록 건강하다고 해도 체력적, 정력적으로 힘이 떨어져 가는 시기이다. 특히 남성의 60대는 성적 능력의 분기점이라고 할 수 있다. 여기서 한번 꺾이면 심리적 위축감으로 인해 그 후 능력을 발휘하지 못할 수 있다.

남성은 20세부터 30세를 정점으로 생식을 위한 남성호르몬의 분비량이 줄어들게 된다. 반면 60세 전후에 오히려 성선자극 호르몬의 분비량이 늘게 되는데 놀랍게도 20세의 20배라고 알려져 있다. 즉 인간은 죽을 때까지 성행위를 계속할 수 있다는 것이다.

젊을 때의 성은 쾌락에 치중하지만 중년의 성은 애정을 바탕으로 해야 한다. 나이가 들면 남성이 성에서 느끼는 희열은 사정에서 얻어지는 쾌감보다 여성을 만족시켰다는 기쁨에서 얻어진다고 할 수 있다.

규칙적인 성생활이 남성에게 테스토스테론을 증가시키는 것처럼 여성의 경우에도 마찬가지다. 성생활을 드물게 하는 여성보다 매주 성 관계를 가진 여성의 경우 월경 주기가 일정하다. 에스트로겐 분비가 활성화되어 골다공증을 예방하며 갱년기 증상도 늦게 나타난다.

나이 들어서도 정력을 잃지 않기 위해서는 적절한 운동과 휴식, 성인병 조절, 술과 담배의 절제가 필수다. 이는 음경동맥의 혈액 순환을 좋게 한다. 중년기에 접어든 남성은 되도록 많이 걸어 하체를 튼튼하게 만드는 것이 좋다. 적절한 운동은 활발한 성생활의 든든한 후원자에 해당한다. 특히 스트레스로 인한 일시적 성기능 장애를 겪을 때 운동의 효과는 더욱 빛이 난다.

치료사례 04

자생력을 길러주는 청혈해독요법, 난치성 중증질환을 한번에 잡는다

2012년 크리스마스 이브 날, 필자는 눈이 펄펄 내리는 고속도로를 뚫고 순창의 한 요양병원으로 차를 몰았다. 제발 한 번만 왕진을 해달라는 수차례의 간곡한 전화에 집에서 아빠를 기다리는 딸과 아들을 뒤로 하고 길을 나설 수밖에 없었다.

김경숙(가명, 여, 75세) 할머니가 입원해 있는 요양병원의 병실 문을 연 순간 멈칫할 수밖에 없었다. 냉기가 싸늘한 방 안에 놓여있는 8개 침대 위에 잔뜩 웅크리고 누워있는 할머니들의 모습에서는 그 어떤 희망의 빛이라곤 없어 보였다.

그 끄트머리 침대에 필자에게 구조의 신호를 보낸 김경숙 할머니가 뼈만 앙상한 채로 누워 있었다. 필자는 그곳의 환경이 공기는 좋을지 몰라도 병약한 노인이 지내기에는 너무도 열악하다는 생각이 들었다.

김경숙 할머니는 순창에서 작은 가게를 운영하며 100마리의 염소를 기르며 살고 있었다. 그날도 할머니는 힘겹게 장사를 하고 또 염소를 돌본 후 이불 속으로 들어가 잠에 들려는 순간 저혈당 쇼크가 왔다. 할머니는 오줌을 지리며 쓰러졌고 그 길로 양의병원에 입원을 하게 된 것이다. 병원에서는 할머니에게 당뇨 외에도 부정맥과 척추협착증, 알츠하이머 등의 진단을 내렸다.

각종 약물을 투여하며 치료했지만 더 이상 진전이 없어 의료진들은 할머니를 요양병원으로 옮기도록 했다. 그곳에서 두 달 동안 할머니는 제대로 된 치료를 받지 못한 채 하루하루를 보내며 희망을 잃어가고 있었던 것이다. 40킬로그램도 안 되는 몸에 소변줄을 달고 덜덜 떨며 제대로 말조차 잇지 못하는 할머니를 보자 필자는 그저 기가 막힐 뿐이었다.

필자가 검진을 한 결과 김경숙 할머니는 난치성 중증질환을 많이 가지고 있었지만 치료가 불가능한 것은 아니었다. 또한 요양병원에서 그대로 죽음을 기다리기에는 낫고자 하는 의지가 강했기 때문에 필자는 반드시 건강을 되찾아 드리고 싶었다.

"할머니, 지내시기가 많이 힘드시죠? 제가 낫게 해드릴게요. 그런데 저희 병원에는 병실이 없어서 그러니까 하루 이틀만 기다리세요. 할머니가 지내실 병실을 무슨 수를 써서라도 마련해볼게요."

이틀 뒤에 할머니는 여동생의 도움으로 앰뷸런스를 타고 서울로 올라왔다. 양의병원에서 보름 동안 머무는 동안 검진을 다시 하고 필자의 한방병원 위 오피스텔로 모셔왔다. 간병인과 오피스텔에서 지내게 된 할머니를 필자는 수시로 찾아가 상태를 체크했다. 할머니는 기력이 전체적으로 쇠한 것이 큰 문제였다. 심한 부정맥 증상과 인슐린 주사를 맞아야 할 정도로 들락거리는 당뇨로 컨디션이 최하였다.

병도 자기 체력이 있어야 치료를 하는데 할머니의 몸은 너무나 쇠약해져 있었다. 그래서 할머니가 체력을 회복할 수 있도록 자기 면역력을 끌어올릴 6개월의 청혈해독프로그램을 중점적으로 진행했다.

할머니는 그동안 인슐린주사, 심장 및 이뇨, 변비약 등을 비롯해 20가지 양약을 복용하고 있었고 통증을 없애기 위해 스테로이드까지 처방한 상태였다. 하지만 할머니는 치료 첫날부터 스스로 양약을 다 끊고 한의 요법을 신뢰하며 적극적으로 받아들였다. 환자의 강한 의지가 치료의 효과를 끌어올린 것일까. 처음에 베드에 실려 병원을 찾았던 할머니는 혈당이 식후 200이상을 보였지만 효소식을 드신 다음 열흘 후부터는

160~180으로 낮춰지기 시작했다.

할머니가 호전반응으로 느낀 것은 배고픔이었다. 청혈해독의 효과를 제대로 보려면 적게, 그리고 좋은 음식을 드셔야 하는데 배가 고프다며 자꾸 기름진 고기를 찾으셨다. 필자가 고기를 먹으면 낫는 속도가 더디다고 설명했지만 할머니가 받아들이는 데는 무리가 있었다. 고기를 먹어야만 힘이 생길 거라고 굳게 믿고 있었기 때문이었다. 필자가 거듭 효소식의 효과와 복용 주의점을 말씀드리자 그제야 받아들이는 눈치였다.

할머니는 내원 20일 만에 부정맥이 없어졌고 혼자서 앉아 있을 수 있을 정도로 체력이 회복되었다. 죽음의 문턱에서 새로운 삶으로 다시금 발걸음을 돌린 것이다.

"원장님, 내가 요양병원에서 기저귀 차고 있을 때는 이렇게 살다 죽는 줄 알았는데 혼자 화장실도 가고 걷기도 하니 정말 다시 사는 것 같아요. 정말 감사합니다."

효소식을 먹게 되면 내 몸 안의 소화효소를 쓰지 않고 몸의 휴식과 자기치료기전이 발동하게 된다, 그래서 자연히 독소를 분해하는 기능도 강화된다. 여기에 깨끗한 물인 발효차가 대사를 돕고 신침과 선약이 더해지면 난치성 질환도 차근차근 바로잡히며 몸이 새롭게 깨어나게 되는 것이다.

김경희 할머니는 6개월의 치료 기간을 기쁘게 받아들이셨다. 당뇨와 부정맥, 척추협착증과 알츠하이머 등으로 운신조차 제대로 할 수 없었던 몸이 움직이고 살아나는 것을 생생하게 느낀 것이다.

할머니는 2012년 여름, 치료를 끝마치고 집으로 돌아가 산책 등을 하면서 제2의 인생을 시작하게 되었다. 환자의 의지와 의사에 대한 신뢰, 해독요법 프로그램이 할머니를 일상생활의 잔잔한 기쁨으로 되돌린 결과였다.

당뇨발 한의 치료 사례 ⑨

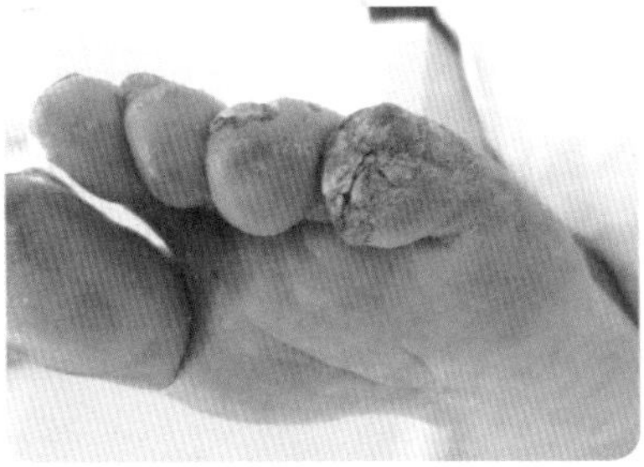

내원 첫째 날 (2013. 10. 5)
k병원 입원 중. 괴사 조직이 심하게 석회화 되어 있고 발 전체가 부종에 시달림.

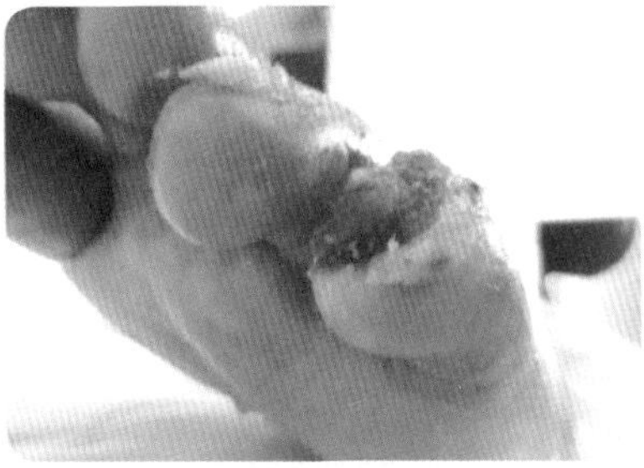

한 달 후 내원 날 (2013. 11. 13)
석회화되었던 괴사 조직이 일어나기 시작하면서 탈락됨.

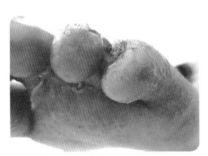

두 달 후 내원 날 (2013. 12. 24)
괴사 부위의 조직이 계속적으로 탈락 되면서 새로운 조직이 자라고 있음.

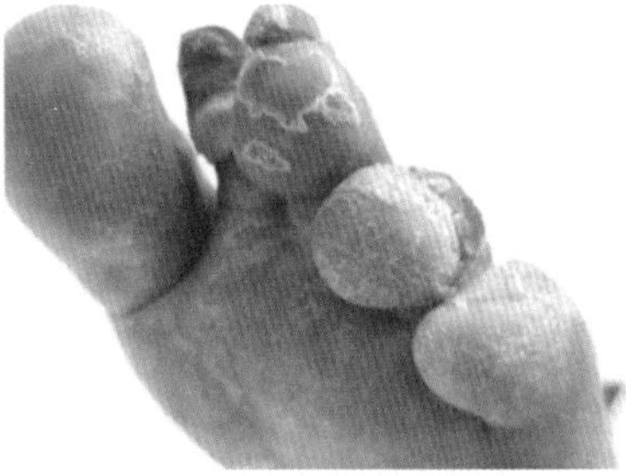

석 달 후 내원 날 (2014. 01. 28)
괴사 조직이 다 탈락되었고 점차적으로 아물고 있는 상태.

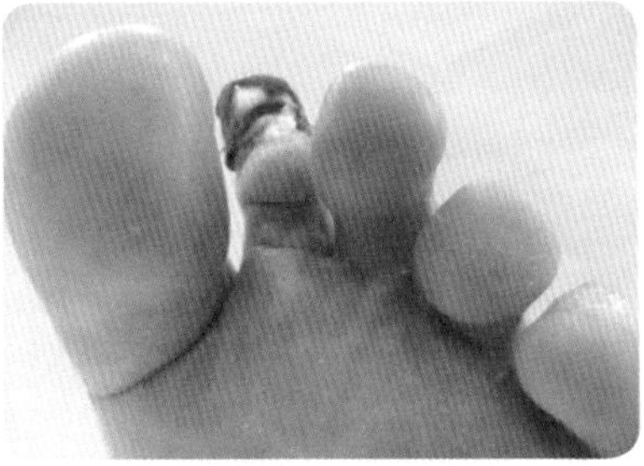

다섯 달 후 내원 날 (2014. 03. 07)
새끼발가락 괴사 조직은 모두 없어진 상태이고, 두 번째 발가락 괴사 조직만 떨어지기 기다리고 있음.

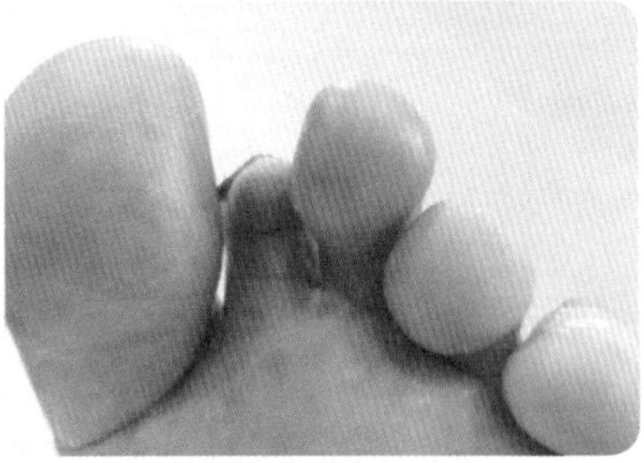

다섯 달 후 내원 날 (2014. 03. 15)
괴사 조직이 정리되고 괴사 부위가 깨끗해진 상태.

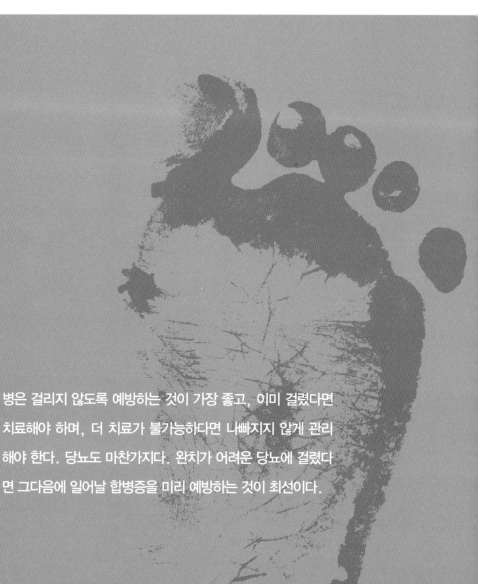

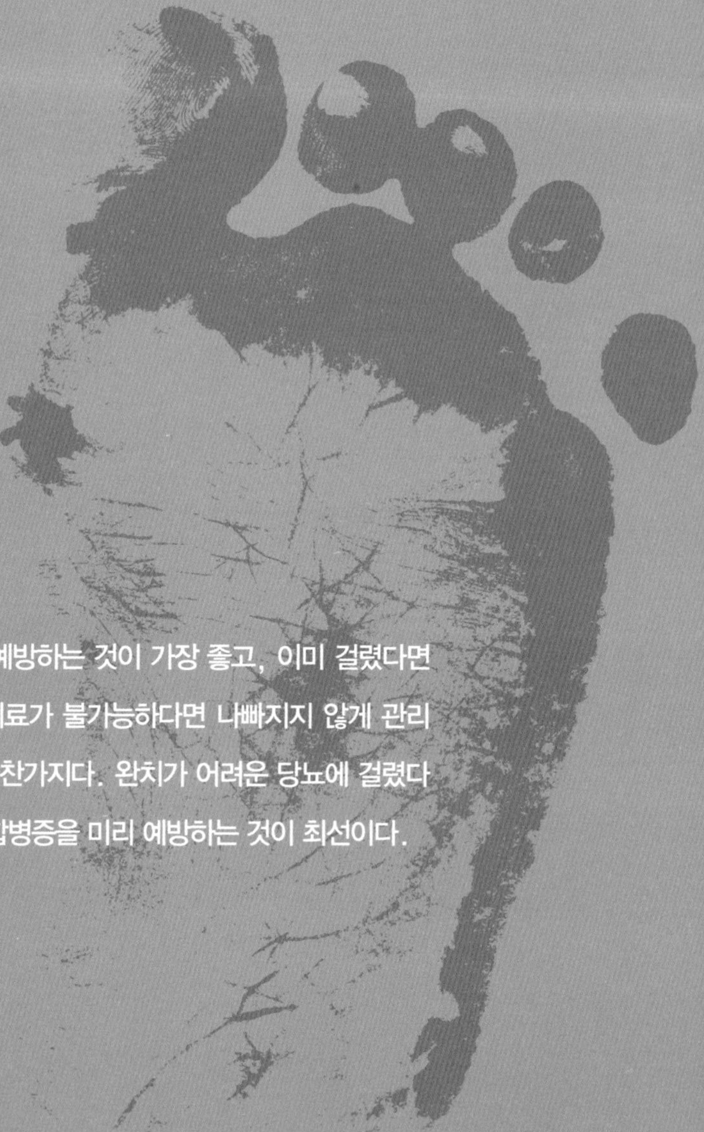

병은 걸리지 않도록 예방하는 것이 가장 좋고, 이미 걸렸다면 치료해야 하며, 더 치료가 불가능하다면 나빠지지 않게 관리해야 한다. 당뇨도 마찬가지다. 완치가 어려운 당뇨에 걸렸다면 그다음에 일어날 합병증을 미리 예방하는 것이 최선이다.

PART 1

PART 2

PART 3

PART 4

PART 5

PART 5

습관을 바꿔 병도 고치고, 통증 없이 신나고 행복한 세상을 사는 방법!

1 조금씩 나타나는 자각증상에 주목하라

당뇨합병증으로 시력을 상실하기까지는 보통 10년 정도의 시간이 걸린다. 당뇨 진단을 받고 2년 후에 실명하게 되는 것은 그때까지 병에 대한 인식이 없기 때문이다. 그래서 많은 환자들이 시력에 장애를 발견한 후에야 당뇨병이라는 것을 깨닫게 된다.

당뇨병의 가장 큰 특징은 자각증상을 느끼지 못하다가 합병증이 오고 나서야 병을 발견하는 것이다. 자신이 당뇨병이라는 것을 인식하지 못하는 환자는 전체 당뇨 환자의 50~60퍼센트나 된다. 당뇨 환자들은 어느 날 갑자기 혈당이 올라갔다고 말하지만 고혈당의 증상이 나타나기까지는 적어도 몇 년의 세월이 흐른 뒤라는 것이다. 당뇨병을 일으키는 요인은 매우 복잡하기 때문에 어떤 사람이 당뇨병에 걸릴지 정확하게 설명하는 것은 쉽지 않다. 그래서 당뇨 증상이 나타났을 때는 이미 당뇨병이 70% 이상 진행된 상태라고 봐야 한다.

전신권태감과 갈증

당뇨병의 초기 증상은 충분히 휴식을 취했는데도 전신권태감과 함께 나른하고 졸음이 오며 무기력해진다. 또 갈증으로 물을 많이 마시게 되고 소변을 많이 보게 된다. 음식을 먹어도 허기 때문에 폭식을 하게 되고 많이 먹는데도 오히려 체중은 감소된다. 그 때문에 당뇨에 걸린 줄도 모르다가 체중이 10kg까지 줄어야 당뇨라는 것을 알게 되는 경우도 많다.

불면증과 부종

평소 간단히 할 수 있는 진단법을 소개해본다. 흔히 잠이 만병통치약이고 밥이 보약이라는 말이 있다. 불면이 생기거나 식욕이 뚝 떨어지면 반드시 건강을 체크해볼 필요가 있다. 또 술을 마신 후 두통이 계속되거나 가슴이 답답해지고 구토증이 느껴지면 즉시 병원을 찾는 것이 좋다. 잠자리에서 일어났을 때 온몸이 붓고 설사증세가 있으면 적신호라고 생각해야 한다.

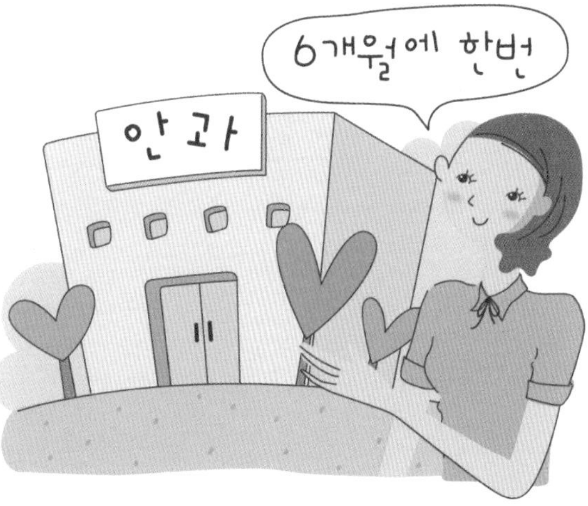

정기검진을 통해 합병증 예방

병은 무엇보다 예방이 최선이다. 당뇨합병증에 대비하기 위해서는 양의와 한의의 적절한 도움을 받는 것이 가장 좋다. 일단 당뇨 진단을 받은 환자는 합병증을 예방하기 위해 정기적인 검진을 받는 것이 가장 중요하다. 안질환을 예방하기 위해서는 6개월에 한 번씩 안과에서 정확한 검진을 받도록 한다. 다음으로 소변에 알부민이 나오는지 검사한다. 이는 신장계합병증에 대비하기 위해서 반드시 필요하다. 소변의 크레아틴과 혈중요소질소 검사를 받도록 한다.

말초신경계합병증에 대비하기 위해서는 철저한 발관리를 하는 것이 좋다. 매일 밤 잠들기 전에 발을 깨끗이 씻은 후 말린 다음 잘 살펴야 한다. 감각이 둔해지지 않았는지 살피고 특히 발에 상처가 나지 않도록 주의해야 한다. 심장과 혈관계합병증을 예방하기 위해서는 정상체중을 유지하고 혈중 콜레스테롤이 200mg/dℓ을 넘지 않도록 한다. 이를 위해서는 규칙적인 운동과 식이요법을 해야 한다.

2 벌새처럼 부지런하면 당뇨합병증에서 자유로워 진다

'벌새'는 '국제 당뇨병 퇴치운동'을 상징하는 새이다. 이 새는 세계에서 가장 작은 새로 무게가 겨우 3g에 불과하다. 크기라야 겨우 어린 아기의 새끼손가락 정도이다. 벌새는 주로 꿀을 먹고 사는데도 혈당은 조금도 높지 않다. 그 이유는 잠시도 날개를 쉬지 않기 때문이다. 마치 바람에 돌아가는 팔랑개비처럼 쉴 새 없이 움직이는 것이다. 이 때문에 벌새는 당뇨병 퇴치운동의 상징이 된 것이다. 즉, 인간이 벌새처럼 부지런히 움직이면 당뇨병에서 벗어날 수 있다는 것을 시사하는 것이다.

식이와 운동이 당뇨에 가장 좋은 치료

어떤 치료를 받는다 해도 당뇨병에 가장 좋은 것은 식사 조절과 운동이다. 운동은 인슐린에 대한 저항성을 높인다. 그러면 당연히 혈당이 떨어지고 혈당이 떨어지게 되면 합병증의 위험에서 자유로워질 수 있다.

최근 미국에서는 당뇨 예방 프로그램으로 대규모 프로젝트를 기획했다. 미국 보스턴의대 매사추세츠 종합병원에서 행해진 이 프로그램의 핵심은 생활습관의 변화로 당뇨 전 단계 환자들의 상태를 실험하는 것이다.

이 실험을 통해 당뇨병은 얼마든지 예방이 가능하다는 것이 밝혀졌다. 비록 당뇨에 걸릴 위험성이 높다하더라도 생활습관을 바꾸는 것으로 58퍼센트의 당뇨 전 단계 환자들에게서 당뇨 예방효과를 거두었다고 보고되었다.

당뇨를 예방하기 위해서 헬스클럽에서 몇 시간씩 운동하거나 비싼 장비를 찾을 필요가 없다. 만약 따로 시간을 내서 운동을 할 수 없다면 생활 속에서 쉽게 할 수 있는 운동을 찾아내는 것도 좋다. 출근 때 자가용 대신 대중교통을 이용하고 한 정거장 전에 내려서

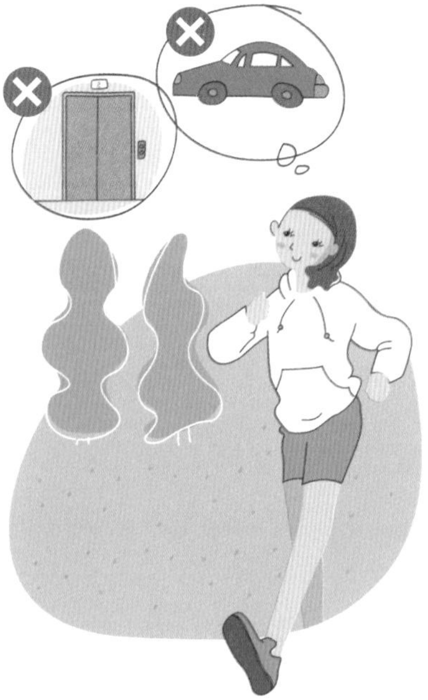

걷는다거나 엘리베이터나 에스컬레이터 대신 계단을 이용하는 것도 한 방법이다.

한의에서는 모든 병이 '피'가 탁해져서 생기는 것으로 본다. 당뇨 역시 혈액순환이 원활하지 않아 합병증을 일으킨다. 혈액순환을 좋게 하기 위해서는 운동이 가장 중요하다. 운동을 하게 되면 근육 속에 들어 있는 혈관의 수축과 확장이 이루어져 혈액순환이 좋아진다. 또한 운동으로 체온이 올라가면 지방과 당류를 비롯한 혈액 내의 잉여물과 노폐물의 연소가 촉진된다. 자연히 노폐물이 없어지므로 더러워진 피가 깨끗해진다.

반대로 운동이 부족하면 혈액 속에 들어 있는 잉여물과 노폐물이 연소되지 않기 때문에 혈액이 더러워진다. 피가 더러워져서 각종 병이 생긴 사람은 운동을 통해 피를 깨끗하게 하면 병이 낫게 되고 살이 찐 사람은 살도 빠지게 된다.

근력운동과 유산소운동을 적절히 병행해야

당뇨를 예방하기 위해서는 근력운동과 유산소 운동을 병행하는 것이 좋다. 일반적으로 운동 강도는 약간 힘들고 땀이 날 정도가 적당하다. 30분간 걷기를 하고 혈당을 재면 혈당 수치가 40정도 떨어지는 효과가 있다. 운동이 혈당강화 효과가 있다는 것은 충분히 입증된 사실이다.

당뇨병 환자에게 유산소 운동은 인슐린 기능을 저해하는 과체중을 줄이고 각종 대사운동을 원활히 해 혈당관리를 돕는다. 더욱 효과적으로 인슐린을 조절하려면 근육운동을 병행해야 한다.

운동은 때에 따라서 약물 치료보다 더 큰 효과를 나타낼 수도 있기 때문이다. 적절한 운동은 병의 치료와 함께 삶의 활력을 되찾아주는 삶의 비타민이라고 할 수 있다.

당뇨를 극복하기 위해 반드시 지켜야 할 수칙

❶ 스트레스는 그때그때 해소한다.

❷ 알맞은 식사를 한다. 편식하지 않고 골고루 하루 세 끼를 먹는다.

❸ 매일 아침, 저녁 식사 후 30분 이상 운동을 한다. 시간을 내 운동할 시간이 없으면 대중교통을 이용하는 것도 좋다.

❹ 당뇨와 친해진다. 병을 감추지 말고 주위 사람들에게 알려 도움을 받는 것이 좋다,

❺ 혈당수치에 주의를 기울인다.

3 튼튼한 하체가 당뇨를 해방시킨다

동양의학에서는 당뇨를 '하반신의 병'이라고 부르기도 한다. 소변에서 당이 섞여 나오기 때문에 하반신의 문제라고 보는 것이다. 양의에서 당뇨를 췌장의 문제라고 보는 것과는 대조적이다.

인간은 늙어가면서 가장 먼저 다리에 힘이 없어진다. 노인들이 많이 걸으면 숨이 차다거나 무릎이 떨린다고 하는 것은 그 때문이다. 그밖에도 소변과 성적 장애 등 가장 먼저 하반신이 약해지는 것이 노화에 따른 증상이다. 한의에서 당뇨병을 하반신의 병이라고 하는 것은 인체의 노화에서 비롯된 증상과 같기 때문이다.

필자가 당뇨 환자들을 임상에서 치료하면서 관찰한 결과 당뇨병 환자들은 대부분 허벅지 쪽이 약하다는 공통점을 발견되었다. 이는 '한국형 당뇨'의 특징이기도 하다. 한 보고서에 의하면 수백 명의 당뇨병 환자를 대상으로 조사한 결과 거의 100퍼센트의 당뇨병 환자들에게서 상반신에 비해 하반신이 약한 것으로 조사되었다. 필자가 치료하는 당뇨병 환자들이 증세를 얘기할 때 다리가 떨린다고 하는 것을 볼 때 매우 타당성이 있는 말이다.

얼마 전 토크쇼에서 앳된 여자 탤런트가 재미있는 말을 했다. 진행자가 그녀에게 이상적인 남성상을 묻자 의외의 대답이 돌아왔다.

"저희 아버지는요, 남자를 고를 때 무조건 다리를 보라고 하셨어요."

그 말에 남자 출연자들이 모두 바지를 걷어 올려 그녀에게 튼튼한 다리를 보여주었다. 필자는 그녀의 아버지가 지혜롭다고 생각했다. 옛말에 코를 보면 정력을 가늠할 수 있다고 하지만 그보다는 허벅지 쪽을 보는 것이 훨씬 과학적이다. 튼튼한 허벅지는 건강의 상징이자 정력의 상징이기도 하다. 똑같은 일을 해도 허벅지가 가는 사람보다 굵은 사람이 덜 지친다.

근육의 집합소 허벅지, 갑자기 떨어진 혈당의 보고

필자가 치료한 당뇨병 환자의 경우 허벅지가 가는 환자들이 훨씬 더 당뇨합병증에 노출되어 있었다. 당뇨병에 걸려도 허벅지가 굵은 환자는 회복이 빠르다. 근육 때문이다. 허벅지에는 우리 몸의 3분의 2를 차지할 정도로 많은 근육이 있다. 근육은 당을 가장 많이 저장하는 곳으로 간보다 두 배나 많은 당분을 글리코겐 형태로 저장해 놓는다. 인체는 영양분을 섭취하면 근육 속에 저장한다. 이때 허벅지가 굵은 사람은 많은 당을 쌓아놓을 수 있다. 그 때문에 혈당 조절이 쉽다. 또한 저장해 놓은 글리코겐은 갑자기 혈당이 떨어졌을 때 사용될 수가 있다.

보통 혈당이 갑자기 오르는 것은 몸속의 당이 연소되지 않아 혈액 속에 노폐물로 침전되어 있는 경우이다. 우리 몸에서 당이나 칼로리는 대개

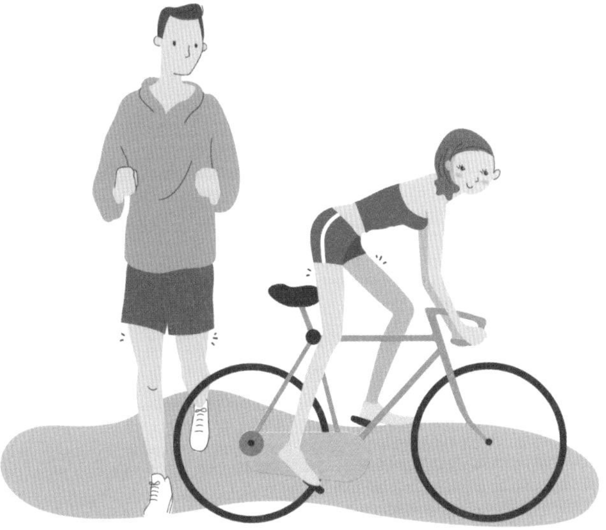

근육에서 소비된다. 우리 몸의 근육 중 거의 70퍼센트가 하반신에 몰려있다고 할 수 있다. 따라서 하반신이 쇠약한 경우 당을 제대로 연소시킬 수가 없다. 이렇게 되면 혈당이 높아져 당뇨병이 되는 것이다.

허벅지뿐 아니라 근육이 발달한 사람은 동맥경화와 복부비만을 만들지 않는다. 이는 허벅지의 근육이 당과 열량을 연소하기 때문이다. 따라서 당뇨를 예방하려면 허벅지를 비롯한 근육을 키우는 것이 중요하다.

허벅지를 강하게 키우기 위한 가장 좋은 방법은 운동이다. 걷기나 등산 등 하반신을 움직이는 운동으로 꾸준히 허벅지의 근육을 키우는 것이 좋다. 운동의 건강효과는 전문가들이 수백 편의 논문을 통해 입증한 보편타당한 진리이다. 운동 시 느끼는 쾌감을 'runner's high' 라고 한다. 달릴 때 마약처럼 황홀한 기분을 느끼는 현상이다. 운동 자체만으로도 스트레스 해소와 우울증 치료에 도움이 될 수도 있다.

현진철 씨(가명, 남, 48세)는 당뇨 판정을 받은 후부터 꾸준히 계획을 세워 운동을 시작했다. 그러자 몸 전체적으로 건강이 좋아져 400을 오르내리던 혈당이 안정치를 유지하게 되었다. 그의 현재 혈당은 121이다.

그는 상반신은 단단했지만 하반신은 상대적으로 약한 편으로 역삼각형의 체구였다. 필자는 그에게 혹시 발이 저리는 증상이 없는지 확인하고 그에게 하반신의 근육을 키울 것을 권했다. 처음에는 걷기부터 시작해 차츰 달리기나 등산을 하도록 했다.

현진철 씨는 치료와 함께 운동을 병행하면서 식후 혈당 목표치를 180 이하로 잡았다. 운동을 시작하고 한 달쯤 지나자 혈당이 206으로 줄었고 꾸준히 치료와 운동을 병행해 혈당은 121로 떨어졌다. 운동이 치료에 가속 페달을 밟아주는 견인 역할을 해준 것이다.

윤종수 씨(가명, 남, 62세)는 당뇨 판정을 받고 등산을 시작하면서 자가용도 없앴다. 지하철과 버스를 이용하고 엘리베이터를 타지 않고 계단을 이용했다. 자연히 하루에 8천 보 정도는 매일 걷는 셈이다.

그는 잦은 탈진과 피곤함으로 병원을 찾았다가 당뇨라는 것을 알게 되었다. 그때 그의 혈당은 500이나 되었다. 치료를 받았지만 혈당은 300에서 더 이상 떨어지지 않았다. 그는 병원 치료만 하면서 식이요법도 소홀히 하고 전혀 운동을 하지 않았던 것이다. 밤에는 발의 통증이 심해 잠을 못잘 정도로 통증을 느끼게 되었다.

윤종수 씨의 문제는 무엇보다 과음과 과식이었으며 혈당 조절을 위한 체중감량이 가장 큰 과제였다. 비만한 몸에 당뇨를 갖고 있으며 거기다 운동까지 하지 않으면 치료의 효과는 더디고 힘들어질 수밖에 없다. 필자는 그에게 발효 한약을 처방하여 체내의 독소를 배출하게 하고 체지방을 줄여나가게 하였다. 본인의 적극적인 운동과 효소식사를 하면서 단시간에 체중을 20킬로 정도 줄였다. 그리고 자가용을 없애는 동시에 등산도 시작했다. 그러자 혈당이 조절되고 밤마다 시달리던 다리통증도 말끔히 사라졌다. 산을 오르는 일은 그에게는 단순한 운동이 아니라 치료약인 셈이다.

치료를 시작한 1개월 후 공복혈당이 187이던 수치가 120으로 떨어졌다. 그의 목표치는 80에서 120이다. 당화혈색소 역시 치료 전 12.5%였지만 1개월 치료 후에는 9.1%로 떨어졌다.

운동은 어떻게 얼마나 해야 할까?

자신에게 알맞은 운동을 알기 위해서는 전문적인 상담이 필요하다. 알맞은 운동량과 강도는 개인에 따라 다르다. 최대심박수를 통해서 자신에게 맞는 운동 강도를 알 수 있다.

최대심박수 : 220－나이

적정 강도의 심박수 범위 : 최대 심박수×(60~90%)

예 나이 60세의 적정 강도의 심박수 범위

160×(60~90%)＝96~144

당뇨병 환자는 체력에 넘치게 운동하는 일이 없도록 주의해야 한다. 잠재된 심장병이 발생할 수 있고 저혈당, 탈수증상이 발생할 수도 있기 때문이다. 그리고 약해진 체력으로 근육이 피로해져서 응급상황이 생길 수 있다.

우선 혈당 조절을 위해 매일 300칼로리 정도를 소모시킬 수 있는 유산소 운동을 하는 것이 좋다. 하루의 운동량은 줄넘기 15분, 수영 10분, 등산 20분 정도가 적당하다.

당뇨병 관리에 가장 좋은 운동 방법은 유산소 운동과 근력운동을 병행하는 것이다. 근육량이 늘어나면 당대사가 활발해지기 때문이다. 집에서 간단히 할 수 있는 근력운동을 하는 것이 좋다. 무릎운동, 서서 무릎 구부리기가 좋은데 이때 허리를 구부리지 않도록 한다. 허리운동은 누워서 허리 들기 정도가 적당하다.

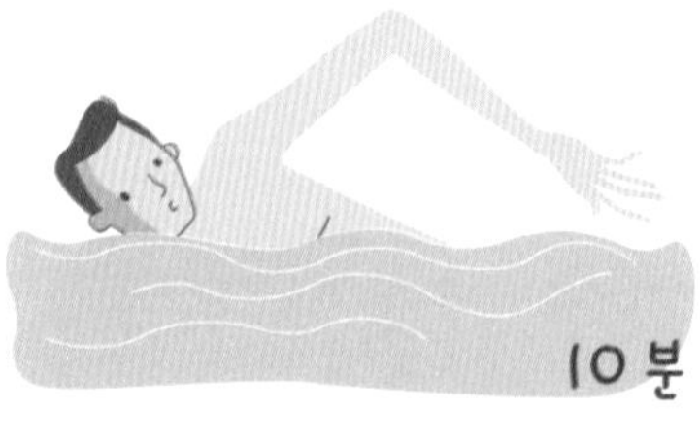

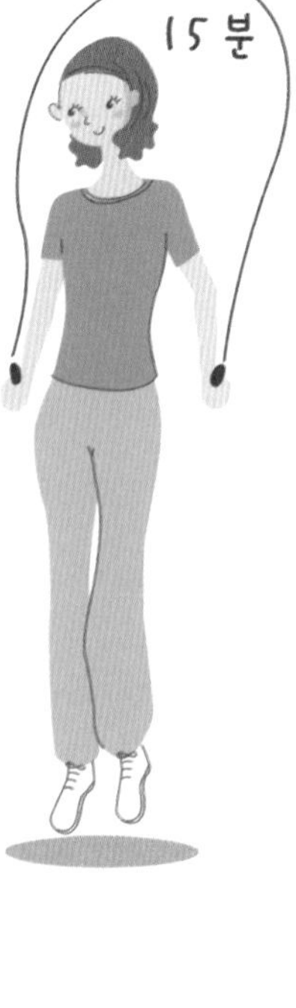

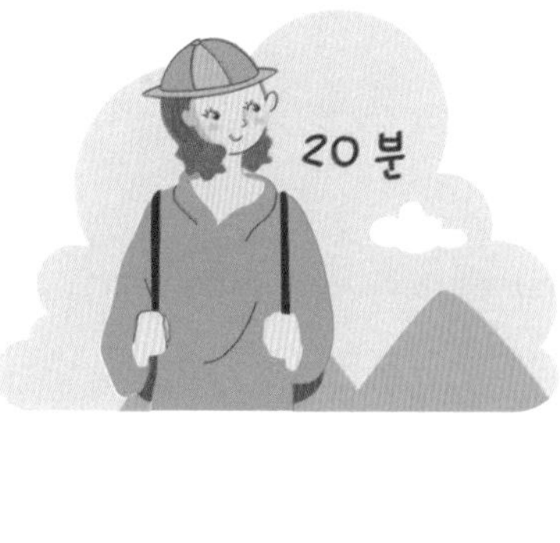

운동을 하면 당이 내려가므로 저혈당이 되지 않도록 대처해야 한다. 운동을 시작하기 전 혈당 수치가 100이 안 된다면 음료수나 사탕, 과자를 먹고 시작하는 것이 필수적이다. 만약 혈당이 300 이상이면 운동 도중 탈수 증상이 일어날 수 있다. 또는 케톤산혈증의 위험이 있으므로 반드시 당을 조절하는 대처를 한 후 운동을 시작한다.

또한 운동을 마치면 발가락을 깨끗이 씻는다. 당뇨 환자는 특히 발을 잘 관리해야 하는데 발가락에 상처가 났으면 소독수로 깨끗이 소독한다.

핀란드 국립보건원의 연구에 의하면 규칙적 운동이 제2형 당뇨 환자의 수명에 큰 영향을 미친다는 결과가 나왔다. 당뇨병 환자 3,708명을 대상으로 19년에 걸친 추적연구 조사를 했더니 알맞은 운동을 한 환자의 경우 심혈관계 질환으로 사망할 확률이 낮은 것으로 입증되었다.

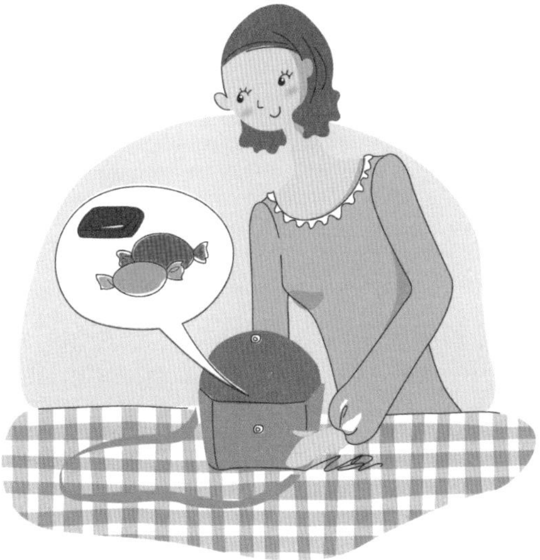

당뇨발 한의 치료 사례 ⑩

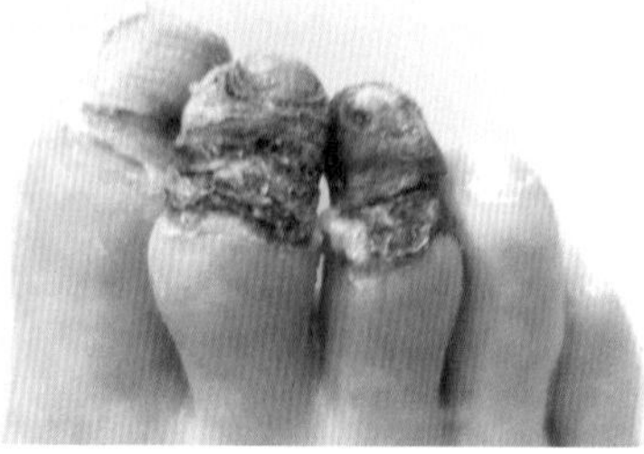

내원 첫째 날 (2014. 01. 24)

괴사 조직이 석회화되면서 정형외과에서 소독 치료만 하시고 계셨음. 호전이 없어 내원.

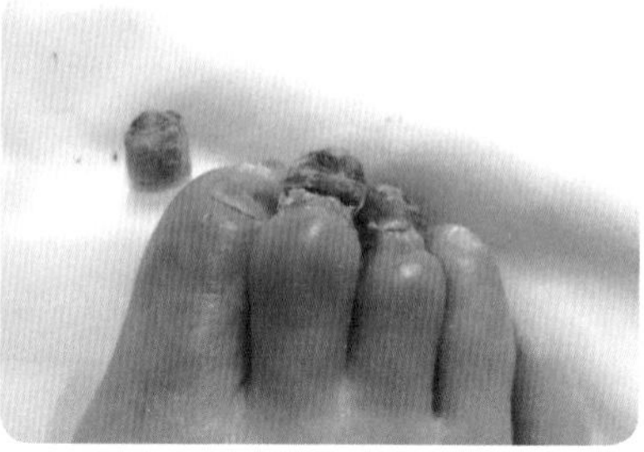

내원 14일 후 (2014. 02. 8)

괴사되었던 엄지발톱이 탈락됨.

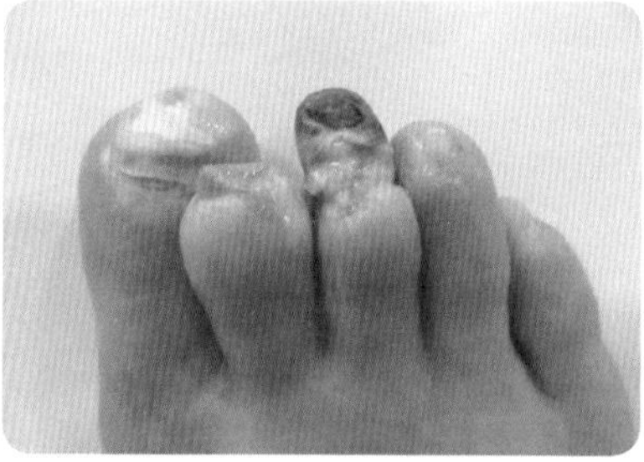

한 달 후 내원 날 (2014. 03. 6)

괴사되었던 두 번째 발가락 조직도 탈락됨.

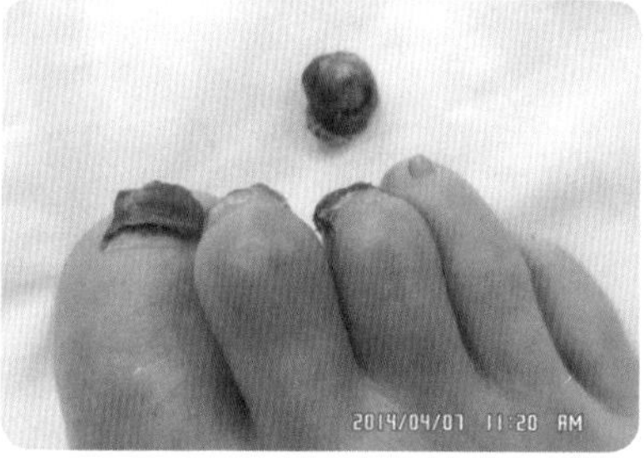

두 달 후 내원 날 (2014. 04. 7)

마지막 세 번째 발가락 괴사 조직도 모두 떨어짐. 엄지발톱은 특수 약물 치료 때문에 검게 보임.

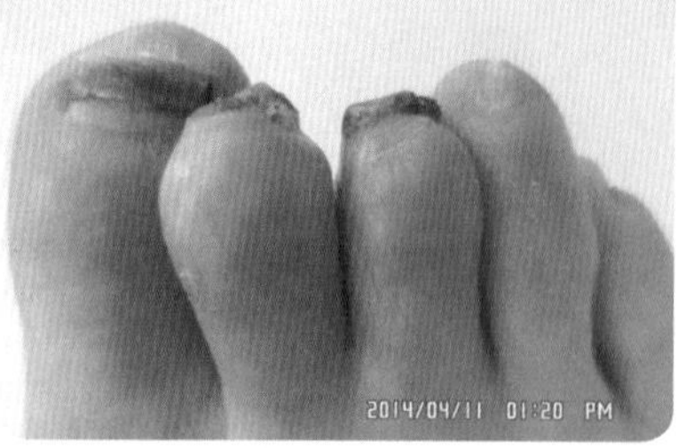

석 달 후 내원 날 (2014. 04. 11)

모든 괴사 조직이 탈락되고 점점 족부 전반적으로 감각이 돌아옴.

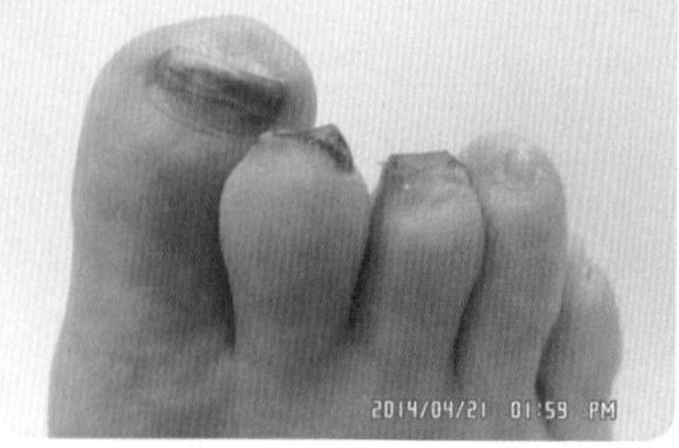

석 달 후 내원 날 (2014. 04. 21)

깨끗하게 아물어 완치됨.

4 당뇨를 불러오는 비만, 발효 한약으로 다스려라!

흔히들 비만하면 당뇨에 걸리기 쉽다고 생각한다. 그리고 그 말은 맞는 말이다. 하지만 마른 사람들도 당뇨에 걸린다. 그리고 그 마른 당뇨 환자들은 대부분 내장비만과 복부비만을 가지고 있어 본질적으로 따져보면 비만 환자라고 볼 수 있다.

비만은 만병의 근원이라고 하는데 왜 그럴까? 과식이나 운동부족이 오게 되면 소화효소가 과도하게 낭비되게 되고 그 영향이 몸의 신진대사에 전체적으로 영향을 주어 대사의 순환이 느려지게 된다. 전체적으로 대사가 느려진데다가 음식물을 계속 집어넣게 되면 대사는 더욱 느려지면서 노폐물인 지방이 쌓이는 악순환이 계속된다. 대사가 원활하게 진행되지 않으니 피가 탁해지고 그러다가 대사질환인 당뇨, 고혈압, 암 등이 발병하는 것이다.

마른 사람도 복부비만을 가지고 있는 경우가 많은데 이 복부비만은 내장 사이사이에 지방이 낀 경우라 전신비만보다 더 위험하다. 오장육부에 지방이 잔뜩 끼어있다면 그 장기들이 제대로 기능할 수 없는 것은 당연한 것일 것이다. 또 복부비만은 횡격막의 길이를 과다하게 키우게 되어 폐의 움직임을 방해하고 숨을 제대로 쉬지 못하니 잠을 자면서 코골이를 유발하며 심할 경우에는 수면 무호흡증이 생긴다.

몸을 정화하고 날씬해지는 청혈해독요법

전체비만이나 복부비만이나 비만은 우리 몸에 좋지 않은 것이 분명하다. 비만을 예방하기 위해서는 살아있는 음식인 현미, 채소, 과일 등을 섭취하는 습관을 들이고 꾸준히 운동을 하는 것이 답이다. 그리고 이미 비만 환자라면 단식을 통해 소화기의 휴식을 주어 대사효소가 살아나 몸의 신진대사를 활발히 하도록 해야 한다.

그렇다면 단식은 어떻게 해야 할까? 앞서 말했듯이 물만 마시는 물단식은 골수가 감소 되고 일시적으로 생식능력도 떨어지니 가급적 긴 단식은 피해야 한다. 그리고 몸속의 지방을 비롯한 노폐물을 없애려면 단식을 하되 효소식과 발효 한약으로 근기와 골기를 더해 정화를 하는 과정이 필요하다.

필자는 병원에 찾아오는 대부분의 당뇨 환자들에게 발효 한약을 통한 인체정화 프로그램을 하도록 권유한다. 당뇨 환자들이 전체비만인 경우도 배만 나온 마른비만인 경우도 많고 그만큼 독소도 많이 가지고 있어 피가 탁하기 때문이다. 또 굳이 비만 환자가 아니더라도 일 년에 한번 정도는 발효 한약을 먹으며 몸에 휴식기를 주고 자생력을 살리는 것이 건강에 좋다. 최근 들어 언론에서 디톡스며 간헐적 단식을 대대적으로 보도하고 있는 것도 다 이것과 같은 맥락이다. 건강한 사람도 건강을 '유지'하기 위해 때로 몸을 비워주는 것이 필요한 것이다.

인체를 정화하고 살리는 청혈해독요법은 곡류, 해조류, 생약류, 버섯류와 차 등을 이용해 8가지로 구성되어 있다. 이 발효 한약을 각 환자의 체질에 맞게 적절히 처방하고 발효차를 많이 마시게 하는데 차를 마시면 발효 한약이 분해한 노폐물을 소변을 통해 쉽게 배출되도록 돕는 효과가 있다.

비만 환자가 청혈해독요법에 들어가면 대부분 1개월 안에 자신의 몸 10%에 해당되는 체중이 줄게 된다. 이 10%에는 체수분, 체지방 등이 포함되어 있는데 대부분 지방이 빠져나간다. 그리고 체중이 줄면서 몸의 컨디션이 좋아짐은 물론 오장육부의 기능도 튼튼해지고 피부도 고아지는 효과가 나타난다. 뿐만 아니라 여성의 경우 자궁근종이나 생리불순이 저절로 치료되는 경우도 많다. 발효 한약을 통해 독소와 지방을 제거하면서 건강도 찾고 몸도 예뻐지는 효과를 얻는 것이다.

오경은 씨(가명, 여, 40세)는 초고도비만 환자로 165센티의 키에 100킬로그램의 몸무게를 갖고 있었다. 학창시절부터 비만이어서 비만으로 20년 넘게 살아온 터라 안 해본 다이어트가 없었다. 시대에 따라 유행하는 덴마크 다이어트, 단백질 다이어트, 황제 다이어트, 디톡스 다이어트 등 유행 따라 다이어트를 해왔고 모두 다 실패했다. 이제 남은 것은 지방흡입밖에 없었는데 신문에 사망설이 보도된 내용을 보고 해보고 싶은 마음도 접게 되었다.

그러다 보니 '나는 그냥 뚱뚱한 사람'이라고 여기며 살아가게 됐고 사

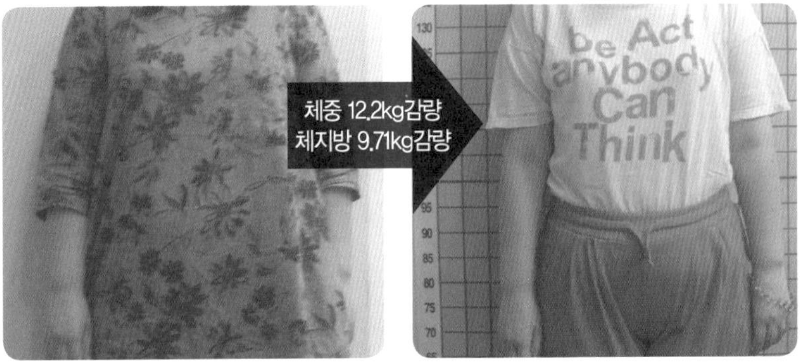

체중 82.kg / 체지방 30.8kg

체중 69.9kg(−12.2kg) / 체지방 21.7kg(−9.71kg)

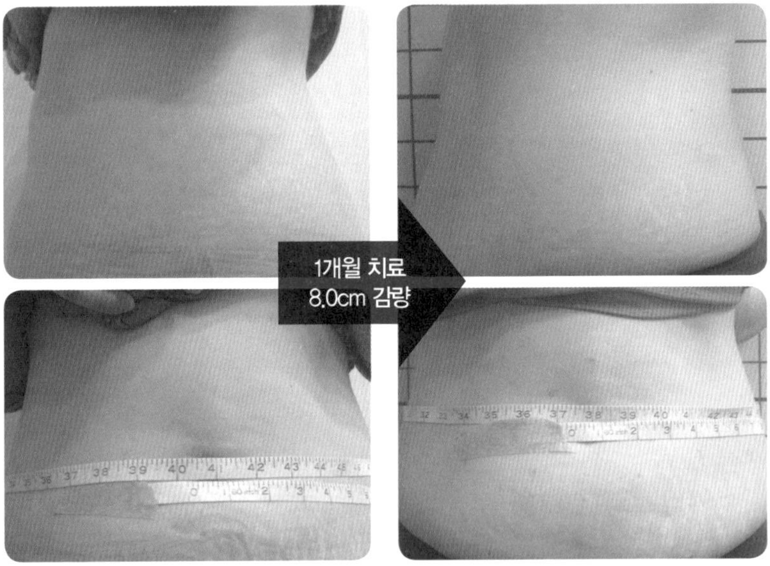

허리둘레 102.4cm

허리둘레 94.4cm(−8.0cm)

비만 치료 후 1개월 경과

랑하는 사람을 만나 결혼을 했지만 임신에는 어려움을 겪었다. 체중 때문에 한창 예쁠 시기에 마음 놓고 미니스커트도 못 입었는데 난임으로 고생을 하게 되자 자신의 인생에 좌절감까지 느꼈다고 했다. 그래도 다행히 어렵게 아이를 낳을 수 있었다. 그리고 한참 커가는 아이 뒷바라지를 하면서 기쁨을 느낄 찰나에 건강검진에서 살짝 높은 혈압과 당뇨를 발견하게 되었고 필자를 찾아왔다.

오경은 씨를 진찰해보니 비만이 큰 문제였고 야간에는 소변을 보느라 잠을 제대로 자지 못하고 있었다. 그리고 자궁에도 근종이 생겼다가 없어졌다가 해서 정기적으로 산부인과에 다니며 혹시 큰 근종이 생기지나 않을까 걱정을 하고 있었다. 그래도 당뇨가 많이 진행된 상황이 아니라서 다행이었다.

우선 오경은 씨의 고도비만을 치료하기 위해 효소식으로 3번의 식사를 하게 하고 일체 모든 일반식을 끊도록 권했다. 처음에는 음식을 먹고 싶은 욕구 때문에 몹시 괴로워했지만 이번이 마지막이라는 생각으로 임했다고 한다. 밤마다 라면을 먹고 싶은 마음이 들 때마다 남편과 아이, 그리고 나 자신의 보다 나은 삶을 위해 참아야 한다며 마음을 다잡았다. 일주일쯤 지나자 심한 어지러움과 함께 메스꺼움, 그리고 설사를 했다. 호전반응이 확실히 오자 침 치료를 병행하며 당뇨 치료도 함께 했고 보름 후에는 효소식을 하루에 2번으로 줄이며 일반적인 식사도 병행하게 했다.

그렇게 치료를 한 지 5달이 지나자 놀랍게도 오경은 씨는 30키로가 감량되는 기쁨을 맛보게 되었다.

"원장님, 이런 예쁜 옷 처녀 적에도 못 입었는데 이제 입을 수 있으니까 너무 좋아요. 사람들도 절 못 알아볼 정도로 예뻐졌다고 하고요. 무엇보다 몸이 가볍고 컨디션이 좋아지니까 여기저기 가고 싶은 데도 많아졌어요. 이런 상태면 당뇨병도 무섭지 않아요."

오경은 씨는 다이어트로 몸무게가 줄자 혈당도 돌아왔다. 고혈압 또한 해소된 것도 당연한 결과였다. 만약 이대로 두었다면 난임과 고혈압, 당뇨와 당뇨합병증으로 많은 고통을 받았을 것이다.

발효 한약을 이용한 청혈해독요법은 만병의 근원인 비만에 아주 좋은 효과가 있다. 흔히 복부비만을 갖고 있는 당뇨 환자들은 자신의 불룩 나온 배가 에너지의 근원이라고 생각하는 경우도 있다. 하지만 이는 절대 잘못된 생각이다. 내장에 지방과 노폐물이 끼어 불룩 나온 배는 반드시 정상 상태로 돌려놔야 하는 몸의 적신호 중에 하나다.

청혈해독요법으로 몸을 청소하게 되면 비만이 개선됨은 물론 각종 피부질환과 생식기 질환, 호흡 질환도 절로 치료가 된다. 몸의 자생력이 살아났으니 알아서 몸이 건강한 상태로 돌아가는 것이다. 그러니 당뇨도 조절되는 것은 당연한 일이라 할 수 있다.

당뇨발 한의 치료 사례 ⓫

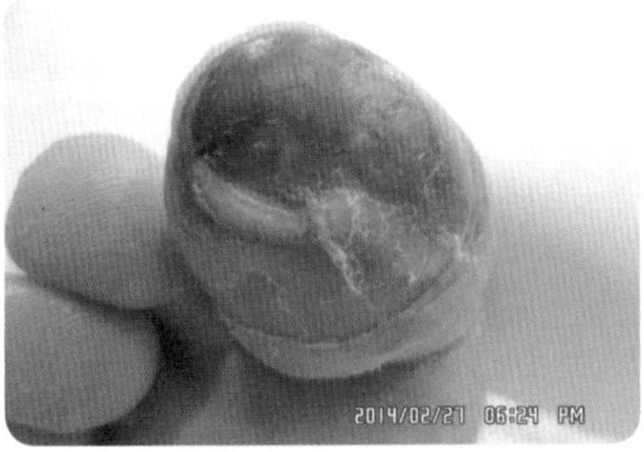

내원 첫째 날 (2014. 02. 21)
괴사 조직을 정형외과에서 제거 후 1달 동안 상태 호전이 없었음.

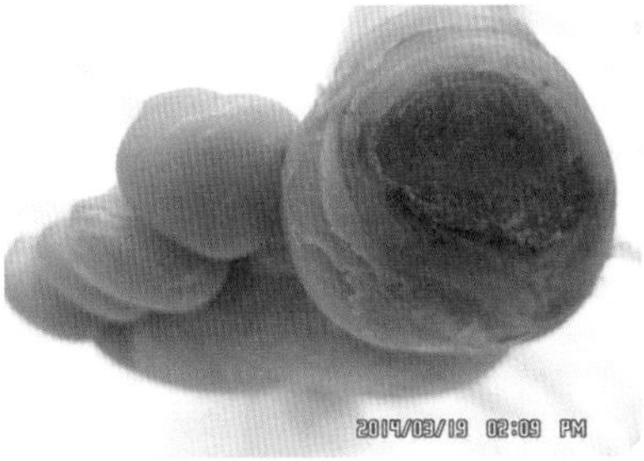

20일 후 내원 날 (2014. 03. 19)
새로운 겉표피층이 살아나면서 상처 부위가 덮어짐.

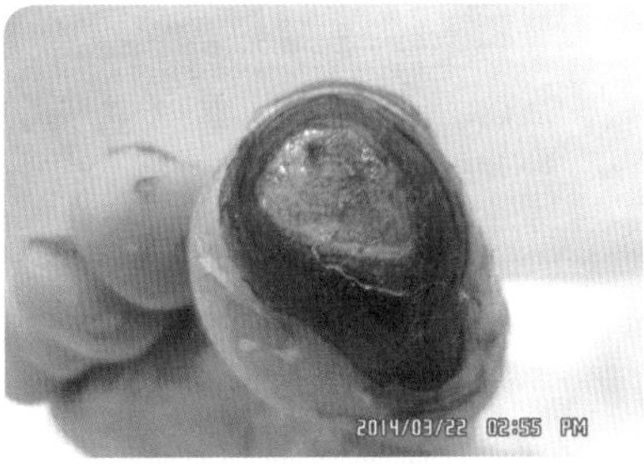

25일 후 내원 날 (2014. 03. 22)
붉게 보이는 살의 면적이 줄고 피부 표피로 덮이고 있음. 검게 보이는 부위는 약물치료 중이라서 육안으로 검게 보임.

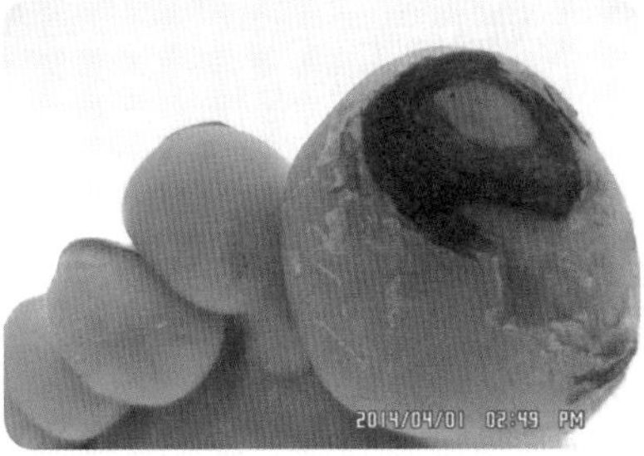

한 달 경과 후 내원 날 (2014. 04. 01)
약물치료 중이므로 표피 색 변화 외에 상처 부위가 1/6 로 줄어들었음.

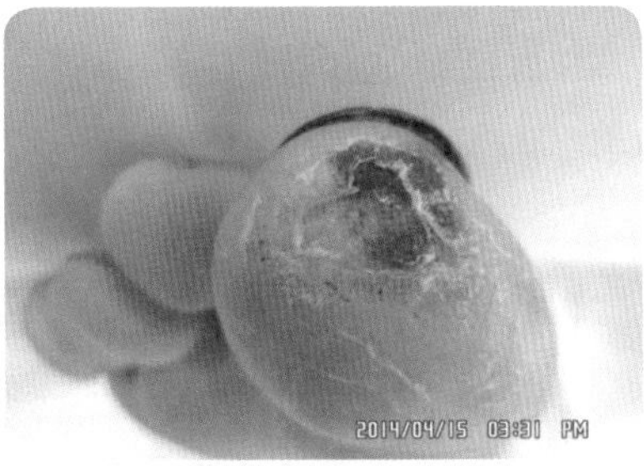

한달 보름 후 내원 날 (2014. 04. 15)
모든 조직이 살아나서 괴사 조직이 떨어지고 모든 조직도 재생되었음.

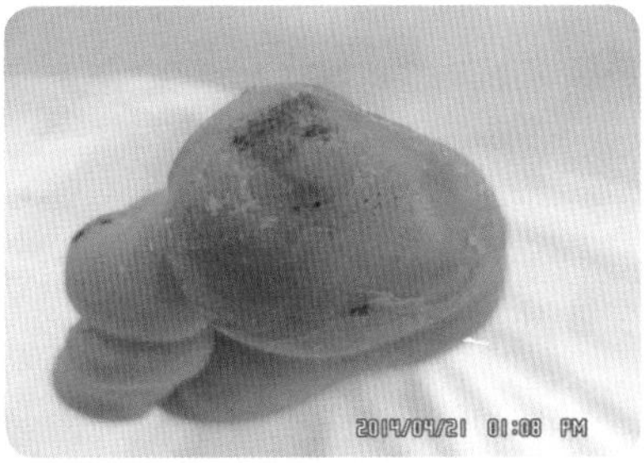

두 달 후 내원 날 (2014. 04. 21)
괴사된 주변에 각질이 모두 떨어지고 완전히 깨끗해진 상태.

치료사례 05

생활습관을 바꾸면 비만, 당뇨 치유의 빠른 길이 열린다

임중하(가명, 남, 87세) 씨가 처음 내원했을 때의 상황은 대단히 심각했다.

불과 162cm의 키에 몸무게가 100kg이 넘는 고도 비만이었고 고혈압과 심장병, 그리고 당뇨병을 갖고 있었다. 몸의 부종은 어찌나 심하던지 손가락으로 다리를 찌르면 푹푹 들어갈 정도였고 발등은 시커멓게 색소 침착이 돼 검버섯이 여기저기 피어 있었다. 걷는 것도 매우 부자연스러워 조금만 움직여도 숨을 헉헉 몰아쉬었다. 그 때문에 일요일마다 나가는 성당의 주일 미사에서 전 신자들이 다 그를 알 정도였다.

정년퇴직한 후 거의 몸을 움직이는 일 없이 20여 년을 오로지 컴퓨터 앞을 떠나지 않고 산 결과였다. 지인의 소개로 내원한 임중하 씨가 필자에게 이렇게 하소연을 했다.

"제가 주일 미사에 나가면 꼬마들도 저를 알아봅니다. 뚱뚱보 할아버지라고요. 전 신자들이 저의 일거수일투족을 주시합니다. 제가 참 창피해서 살 수가 없어요."

그의 말에 필자는 우연히 귀동냥해 얻은 성경 말씀을 인용했다.

"선생님, 예수께서 중풍 병자를 어떻게 고쳐주셨습니까? 일어나 네 이불을 걷어들고 가라고 말씀하셨습니다. 그 말씀이 무슨 뜻입니까? 몇 십 년을 덮고 잔 이불을 걷어차라는 것입니다. 그 이불이 얼마나 때가 타고 냄새가 나겠습니까? 이불을 걷어들고 가라는 것은 지금까지의 습관을 바꾸고 새사람이 되라는 뜻이 아닙니까?"

필자의 말에 임중하 씨가 고개를 끄덕이며 웃었다.

"허허허. 천주교 신자도 아닌 원장님께서 저보다 낫군요. 그렇지요. 부활은 성경 말씀에만 있는 것이 아닙니다. 제가 그 중풍 병자처럼 한번 부활해 보겠습니다."

임중하 씨는 비만에서 탈출해 당뇨와 고혈압에서 벗어나겠다는 각오를 단단히 했다. 그는 후천적으로 당뇨가 생긴 케이스로 내원 시 당뇨약과 함께 혈압약을 복용하고 있었다. 그리고 그의 아들과 딸, 손녀도 모두 다 고도비만이었다.

임중하 씨와 전 가족은 당뇨병 예방 차원에서 다함께 청혈해독프로그램에 들어갔다. 청혈해독요법은 8종의 발효 한약을 이용해 우리 몸에 필수인 효소와 미네랄을 공급한다. 먼저 장을 청소해 몸 안의 독소를 대소변으로 깨끗이 비우는데 내장에 쌓인 지방과 혈관의 노폐물을 말끔히 씻어내 세포 하나하나를 새롭게 태어나게 하는 것이다.

임중하 씨는 2013년 1월 11일부터 본격적인 청혈해독요법을 시작했다. 먼저 효소식으로 장을 청소해 몸 안의 독소를 제거했다. 그리고 소금방에서 매일 한 시간씩 땀을 빼 몸 안의 더러운 찌꺼기를 배출하는 동시에 고주파 치료로 복부지방 제거를 병행했다.

임중하 씨는 청혈해독요법을 시작한 불과 일주일 후에 공복혈당 수치가 130에서 94로 떨어졌다. 그는 빠르게 나타나는 몸의 변화에 매우 기뻐하며 더욱 열심히 치료에 임했다. 3주 후에 그의 몸무게는 101.3kg에서 15kg정도 감량한 86.3 kg이 되었다. 퉁퉁 부어있던 다리의 부종이 거의 없어지고 발등에 거멓게 피어있던 검버섯이 사라지는 현상이 나타났다. 그의 발은 마치 아기 발처럼 보송보송해지고 부드러워졌다.

"할아버지! 할아버지! 발에 때가 다 없어졌네?"

손녀가 그의 발을 보며 내지른 탄성에 온 가족이 다 웃음을 터뜨렸다. 하루 종일 컴퓨터 앞을 떠나지 않던 임중하 씨는 손녀의 손을 잡고 공원을 산책하기도 했다.

4개월 째로 접어들자 그의 몸무게는 17.8kg 감량한 83.5kg이 되었고 몸이 가벼워지면서 최적의 컨디션을 찾게 되었다. 이것은 청혈해독프로그램의 식이요법으로 몸이 바

치료 전후 복부

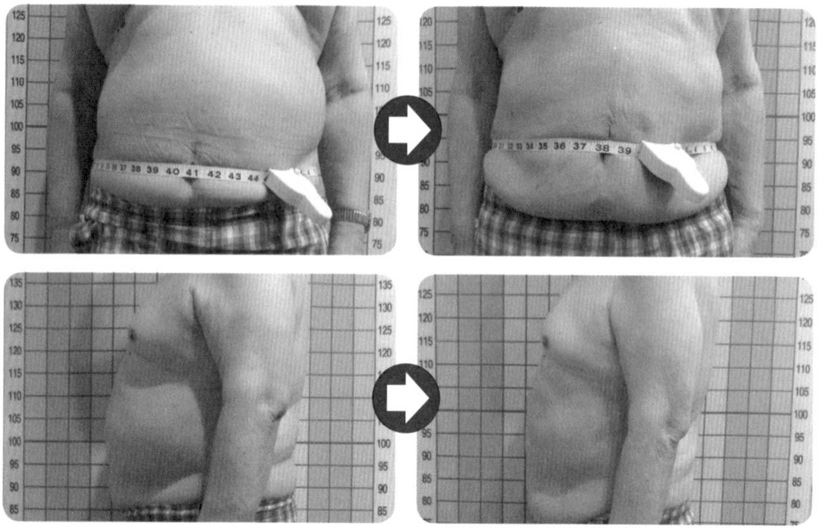

뀐 결과다. 몸이 바뀌면 식성도 다른 것을 요구하게 된다. 평소 임중하 씨는 단 하루도 쇠고기나 닭고기 등 육류가 없이는 식사가 불가능할 정도로 육식 위주의 생활을 했다. 하지만 청혈해독프로그램으로 몸이 바뀌면서 채식 식단을 무리 없이 즐기게 되었다. 몸의 자생력을 키우는 것이 청혈해독프로그램의 가장 중요한 키 포인트라고 할 수 있다.

프로그램 6개월 치료 끝 무렵 실시한 건강 검진에서 전립선암이 발견되었다. 다행히 전이의 현상이 없어 가볍게 전립선비대증 관련 약물을 복용하면서 한의 치료를 병행할 수 있었다. 그 결과 놀랍게도 3개월 후에 전립선암 완치 판정을 받았다.

그는 더 이상 컴퓨터 앞에 앉아 있지 않는다. 성당의 주일 미사에서도 더 이상 시선을 받지 않아도 되었다. 코골이와 수면 무호흡증도 사라지고 조금만 걸어도 헉헉거렸던 거친 숨소리도 더 이상 내지 않게 되었다. 그리고 매일 걷기 운동으로 신체를 단련하면서 몸의 변화를 즐기고 있다. 그는 필자에게 이렇게 말한다.

"제가 바로 오랫동안 때 묻은 이불을 버리지 않고 고집했던 중풍 병자였습니다. 이제야 저는 부활이 먼 하늘나라의 얘기가 아니라 바로 나 자신의 얘기라는 것을 실감합니다."

당뇨발 한의 치료 사례 ⑫

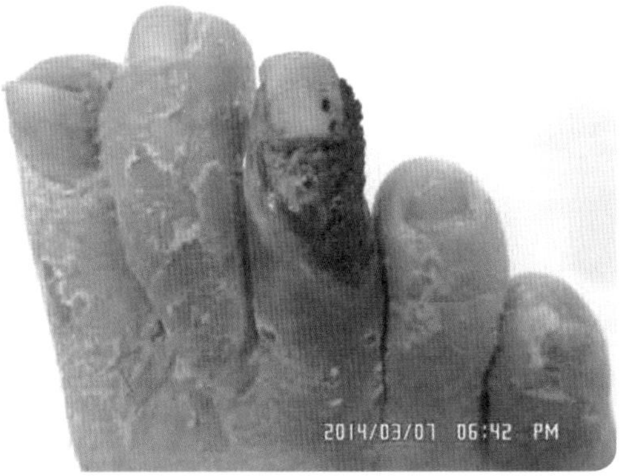

내원 첫째 날 오른발 (2014. 03. 07)
발 전체가 허물을 벗듯 괴사가 진행되어 있어 특수물 치료를 시행함.

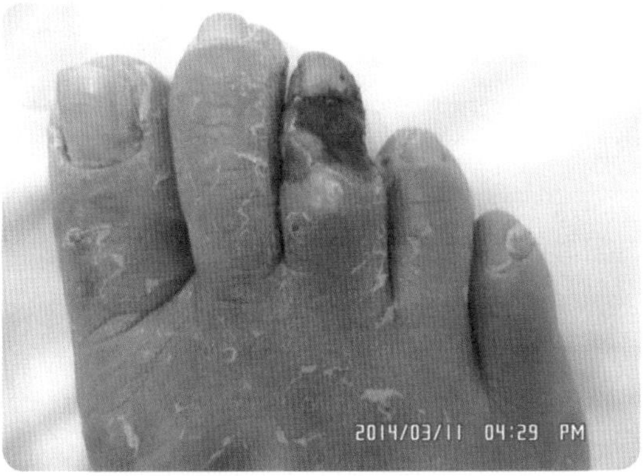

내원 첫째 날 오른발 (2014. 03. 11)
1회 내원, 특수물 치료로 괴사된 조직이 스스로 떨어져 나가며 상처가 아물기 시작.

5 당뇨합병증의 마지막 의사는 식이요법과 운동이다

박은혜(가명, 여, 27세) 씨는 당뇨병성 말초신경병증을 앓고 있다. 밤이면 심한 통증에 시달려 밤새 어머니가 주무르기도 하고 혼자서 울음을 삼킨 적도 많다. 그녀는 당뇨판정을 받은 후 친구들과 아예 연락을 끊어버렸다. 그리고 한동안 세상에 대한 원망과 당뇨에 대한 두려움 때문에 무절제한 생활을 했다. 회사 동료들과 어울려 폭식과 폭음을 일삼은 것이다.

그녀의 아버지는 근 20년 당뇨를 앓아왔다. 2년 전 당뇨병성 망막증으로 시력이 약해져 현재는 거의 실명 단계에 와 있다. 그녀의 아버지는 방황하는 딸을 잡고 눈물을 흘렸다.

"당뇨에 걸렸다고 다 아버지처럼 되는 것이 아니다. 아버지는 잘못 살아서 그런 거야. 너는 이제부터 잘 살면 된다."

그녀는 아버지의 눈에서 흘러내리는 눈물을 보는 순간 정신을 차려야겠다고 마음먹게 되었다. 비단 박은혜 씨의 경우만은 아니다. 대부분의 환자들은 당뇨 진단을 받고도 자각증상이 없기 때문에 위기의식이 없게 마련이고 그 때문에 자기관리의 중요성을 무시하는 경우가 많다.

39세의 이예숙(가명, 여) 씨 역시 10여 년 전 당뇨 진단을 받고도 관리를 전혀 하지 않은 경우다. 그녀는 당뇨관리를 전혀 하지 않은 것을 후회하면서 이렇게 말했다.

"마음껏 먹었지요. 제가 원래 먹고 싶은 걸 참지 못하는 성격이라서요. 제가 결혼했을 때 몸무게가 51kg이었는데 지금 15kg이나 늘었어요. 어느 날부터 시력이 약해지더군요. 안과에 가서 검진을 받으니 왼쪽 눈에 출혈이 생겼다고 해요. 시력에 이상이 생겼을 때는 이미 신장에 염증이 생긴 후였어요. 지금은 오른쪽 눈만 정상이고 왼쪽 눈은 아주 희미하게 보여요. 가슴 아픈 일은 당뇨로 불임이 된 거예요. 나머지 한쪽 신장도 손상되기 시작했거든요. 저희 남편이 장손인데 시부모님 뵙기가 너무 죄송스러워요. 길을 가다가도 남편이 어린애들을 물끄러미 쳐다보면 가슴이 찢어질 듯해요. 이제 와서 후회하지만 아무 소용이 없죠. 지금은 나보다 남편이 더 식이요법에 적극적이에요. 남편은 매주 저를 데리고 등산을 해요. 평일에도 퇴근하고 오면 저녁을 먹은 후 저를 데리고 나가 초등학교 운동장을 돌아요. 저는 당뇨병 환자들에게 꼭 이 말을 해주고 싶어요. 식이요법 철저히 하고 운동을 거르지 말라고요."

당뇨 환자의 수칙은 적게 먹고 많이 움직이는 것이다. 건강한 사람도 당뇨에 걸리지 않기 위해서는 당뇨 환자의 수칙을 따르는 것이 좋다.

당뇨를 고치기 위해서는 옛사람의 지혜에 맞추어 살면 된다. 《동의보감》에 보면 '가만히 있으면 기(氣)가 막힌다'라는 표현이 있다. 그 부분을 상세히 옮기면 다음과 같다.

사람에게 피곤증은 까닭 없이 발생하는 것이 있는데, 반드시 무겁거나 가벼운 것을 가지고 종일 바쁘게 다니는 데서 오지 않는다. 오직 한가한 사람에게 이 병이 많이 생긴다. 대개 한가하고 편안한 사람은 흔히 운동을 하지 않으며, 배불리 먹고 가만히 앉아 있거나 잠이나 자기 때문에 경락이 잘 통하지 않고 혈맥이 응체되어 그렇게 되는 것이다.

또한《동의보감》에서는 음식에 대해서는 이렇게 쓰고 있다.

달고 향기로운 맛을 가진 음식물에서는 정이 잘 생기지 않는다. 오직 담담한 맛을 가진 음식물이라야 정을 잘 보할 수 있다. 〈홍범(洪範)〉에는 맛에 대하여 "곡식에는 단맛이 있다. 세상의 음식물 가운데서 오곡(五穀 : 벼, 보리, 조(팥), 기장, 콩)만이 온전한 맛을 가지고 있다"고 하였는데 맛이 담담한 오곡을 먹는 것이 정을 가장 잘 보충할 수 있다.

질병을 고치려면 반드시 생활습관을 바꾸어야 한다. 당뇨병의 마지막 의사는 식이요법과 운동이다. 이 두 가지를 적극적으로 실천할 때 합병증으로부터 자유로울 수 있다.

당뇨는 생활습관의 잘못으로 나타나는 병이다. 마음가짐과 생활습관 등 사람 자체가 달라지지 않으면 당뇨에서 자유로울 수 없다. 습관은 강한 철사를 꼬아 만든 쇠줄이라고도 할 수 있다. 그처럼 습관은 오랜 세월 동안 반복을 통해 굳어진 일상이며 가장 친한 친구이다. 때문에 나쁜 습관은 화(禍)를 불러오고 좋은 습관은 복(福)을 불러온다고 할 수 있다.

필자의 임상경험에서 보면 20대의 환자는 생활습관을 비교적 교정하기 쉬워서 병을 고치기가 쉽다. 하지만 50대 이상은 절대 자신의 생활습관을 고치려 하지 않는다. 그래서 병을 고치기가 힘들다. 좋은 건강습관을 가진 사람들은 나쁜 습관을 가진 사람들에 비해 건강하고 열정적이다.

행복의 조건에는 반드시 건강이란 항목이 들어간다. 건강하기 위해서는 내 몸의 혁명을 일으켜야 한다. 몸은 늘 갱신된다. 모든 신경, 뼈, 근육은 1년이 못 가서 새로운 세포로 다시 만들어진다. 몸과 마음을 활동시키지 않고 가만히 놓아두면 우리는 헛간에 처박아둔 호미처럼 녹슬어갈 것이다.

당뇨병 관리의 첫째 목표는 정상체중을 유지하는 것이다. 둘째는 당뇨병의 자각증상에서 해방되어 정상생활을 하는 것이이고 셋째, 당의 원활한 조절로 당뇨병을 극복하는 것이다.

혈당 조절을 위해 식사는 알맞게, 골고루, 제때

"하고 싶은 것도 참고 먹고 싶은 것도 참으라고 하시니 도대체 언제까지 참아야 합니까?"

자영업자인 박경훈(가명, 남, 35세) 씨는 치료를 받으러 올 때마다 하소연

한다. 박경훈 씨는 병원에서 당뇨 판정을 받으면서 평소 좋아하는 술, 담배와 육류, 기름진 음식을 끊으라는 말을 들었다. 그 날부터 박경훈 씨의 짜증은 끊이질 않았다.

식이요법은 규칙적이고 장기적인 실천이 필요하다. 그런 이유로 환자들은 당뇨병 식단을 거부하게 된다. 일상에서 실천하는 것이 어렵다고 고개를 흔드는 경우가 대부분이다. 그 때문에 당뇨병 식단은 개인의 생활양식을 배려하는 것이 좋다.

환자들은 곡류와 채소, 과일 위주의 식단을 생활화해야 하는데 이러한 식단은 당뇨 환자뿐 아니라 일반인에게도 건강식이다.

《동의보감》에 의하면 '대체로 소갈은 살찐 사람이 기름진 음식을 많이 먹으면 생긴다. 이런 사람이 기름진 음식을 자주 먹으면 지나치게 살이 찌기 때문에 그 기운이 위로 넘쳐 나서 소갈로 된다.'고 했다.

피지, 나우루, 통가 등 남태평양 원주민들은 원래가 마른 체격이었다. 원주민들의 주식은 생선과 과일이었지만 현대에 와서는 비만인들이 더 많아졌다. 원주민의 반 이상이 당뇨, 암 등 성인병으로 고생하고 있다. 생활환경의 변화로 고열량 식품과 인스턴트 식품을 섭취하면서 뚱보 나라가 된 것이다. 사냥과 생식으로 살아나가던 알래스카 원주민도 마찬가지가 되었다.

먹을거리야말로 삶의 기본이다. 먹을거리가 변하면 체질이 달라지고 사회가 바뀐다. 적게 먹고 많이 움직이며 마음의 평안을 추구하는 소박한 생활이 바로 당뇨를 예방하는 지름길이다. 당뇨 진단이 계기가 되어 식사와 운동 등 생활습관을 바꾼 사람은 당뇨가 없던 사람보다 오래 건강하게 산다.

한의에서 당뇨병 치료에 쓰는 팔미지황환(八味地黃丸)은 여덟 가지의 생약으로 이루어져 있다. 참마, 지황, 택사, 부자, 목단 껍질 등 다섯 가지가 뿌리 생약이다. 사람의 다리와 허리는 뿌리채소와 비슷하기 때문에 하반신을 키우기 위해서는 우엉, 당근, 연근, 양파, 마 등을 섭취하는 것이 좋다.

팔미지황환은 인체의 근본을 돋우고 쇠약해진 원기와 양기를 살려 주는 약으로 허리와 다리의 무력감이나 만성적 통증, 빈뇨, 눈의 피로와 흐릿함, 다리의 부종, 발기부전 등에 효과가 있다. 노화 예방과 개선을 위한 한의약으로 두루 쓰이고 심해진 당뇨병 치료에도 쓰인다.

당뇨 환자의 식단 주의법

뿌리채소와 잎채소를 매일 반찬으로 즐겨 먹으면 당뇨병과 노화 방지에 매우 좋다. 또한 혈당 강하 성분이 들어 있는 양파와 얇게 썬 과일무, 브로콜리, 파프리카, 미역을 섞어 샐러드를 만들어 간장으로 양념을 하면 최고의 당뇨 식사가 된다. 과일무 시래기는 식이섬유가 대량으로 함유되어 있어 당뇨병 용으로 훌륭한 식품이다. 특히 과일무 시래기는 장 속의 당분이 혈액으로 빨리 흡수되는 것을 막고 장내 독소의 배설을 촉진시켜 준다.

그래서 의성한방병원에서는 과일무 시래기나 과일무를 매 끼니 섭취하게 해서 혈당조절과 체중조절에 효율적으로 활용하고 있다.

당뇨병 환자의 식단을 짤 때 몇 가지 주의할 사항이 있다. 혈당조절을 위해 식사는 반드시 규칙적으로 하루에 세 번 함으로써 배고프지 않게 하는 것이 중요하다. 또한 무엇을 먹고 무엇을 먹지 말아야 하는 것도 매우

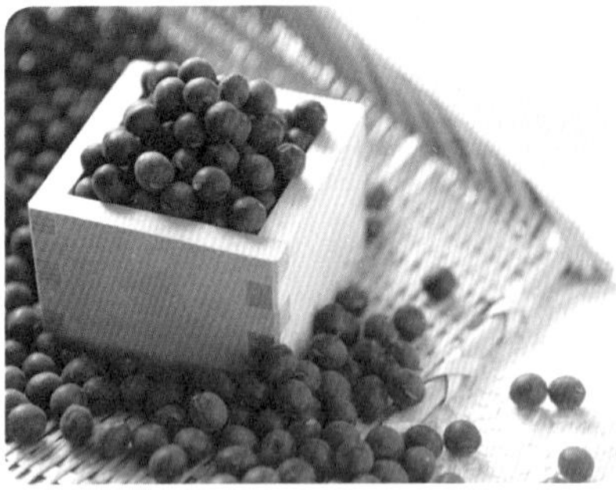

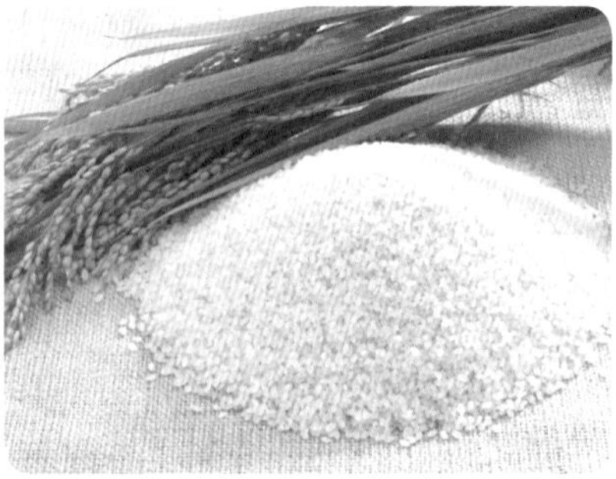

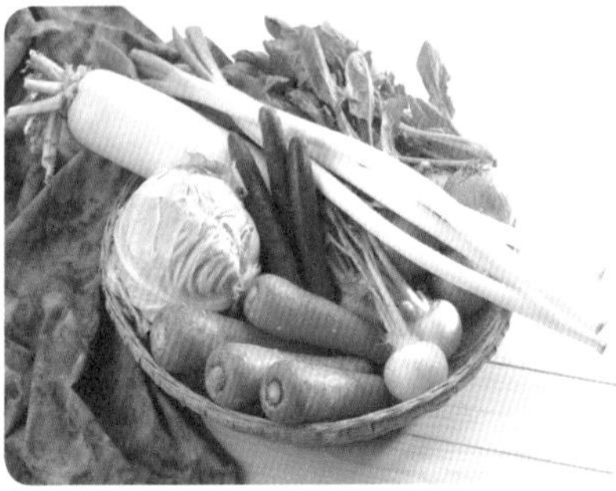

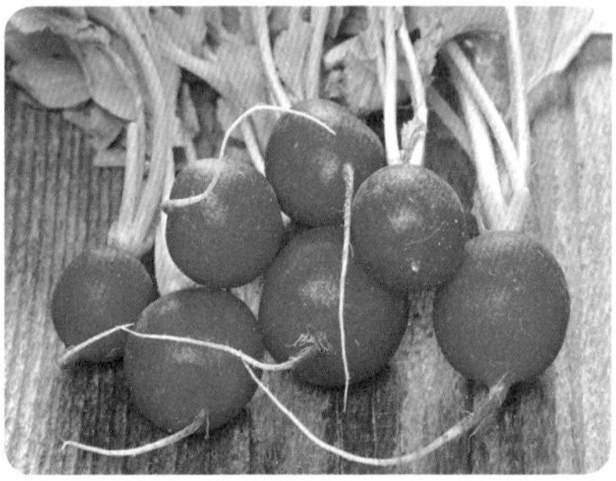

중요하다. 혈당을 올리는 음식을 많이 먹으면 문제가 되므로 탄수화물이나 과일 섭취를 줄이고 식이섬유나 단백질 보충을 충분히 해서 배고프지 않게 해야 한다.

식단을 짤 때는 섬유질의 야채를 많이 넣도록 한다. 야채는 데치거나 날것으로 섭취하는 것이 도움이 된다. 하지만 어느 한쪽에 편중된 식단보다는 영양소를 골고루 섭취할 수 있는 다양한 음식을 먹는 것이 좋다. 요리할 때는 기름과 소금을 적게 쓴다. 소금보다는 집에서 담근 전통간장으로 간을 맞추는 것이 좋다.

잡곡밥 위주로 먹고 식물성 기름이라고 해도 지나치게 섭취하지 않는다. 또한 설탕을 비롯해 꿀, 사탕 등의 식품은 혈당을 빠르게 올리므로 피한다. 이렇게 짠 식단으로 늘 표준체중을 유지하는 것이 좋다.

당뇨 환자에게는 현미, 콩 같은 잡곡과 신선한 야채류가 유익하다. 특히 씨눈이 남아 있는 곡류를 권장한다. 정제되지 않은 통곡식은 당뇨뿐만 아니라 건강에 대단히 유익한 식품이다. 하루 세 번 규칙적으로 통곡식을 섭취하면 당뇨병과 심장병을 예방할 수 있는데 통곡식에는 혈당 조절을 용이하게 하는 마그네슘, 크롬, 식이섬유가 들어있기 때문이다. 밥을 지을 때 현미, 콩, 조, 수수, 통보리, 통밀, 메밀, 팥, 율무, 옥수수와 같은 씨눈이 남아 있는 곡식으로 밥을 지어 먹으면 당뇨에 좋은 효과를 볼 수 있다.

야채류는 과일무, 당근, 케일, 양배추, 미나리, 상추, 브로콜리, 시금치, 토마토, 호박, 쑥, 냉이, 시래기 등을 섭취하도록 한다. 과일은 당 때문에 당뇨병에 좋지 않다고 하지만 과일에 들어 있는 섬유소, 비타민, 미네랄이 좋은 작용을 하므로 당뇨 환자는 소량으로 과일을 섭취하는 것이 좋다. 호도, 해바라기씨, 잣 같은 견과류와 자연산 버섯류도 좋다. 특히 다시마, 김, 미역과 같은 해조류를 섭취하는 것이 도움이 된다. 가장 좋은 것은 우리 전통 효소식품인 간장, 된장, 고추장 등을 매일 빠지지 않고 섭취하는 것이다.

이러한 식품 위주로 식단을 짜서 적절한 식사를 하면 당뇨의 진행을 막을 수 있을 뿐 아니라 차츰 증세가 좋아진다. 반대로 당뇨병 환자가 피해야 할 식품으로는 콜라, 사이다 같은 인공음료, 초콜릿, 케이크, 양갱, 젤리를 비롯한 과자류 등이 있다. 모과차와 유자차, 초코 우유, 가당 연유, 가당 요구르트 같이 당분이 지나치게 많은 것은 피하는 것이 좋다.

하지만 이런 경우에도 자신에게 맞는 방법을 찾는 것이 좋다. 자기 몸을 가장 잘 아는 사람은 자기 자신이기 때문이다. 어느 병이든 환자는 의사에 대한 신뢰도 중요하지만 스스로 의사가 되는 것이 가장 중요하다. 당뇨병 환자는 외출시 저혈당에 대비해 주머니 속에 사탕이나 초콜릿 한 조각 등을 늘 대비해야 한다. 아무리 좋은 약도 잘못 쓰면 독이 되고 독도 때로는 약으로 쓰인다. 자신에게 해로운 것과 유익한 것을 적절히 안배하는 것이 좋다.

혈당 조절을 위해서는 다음과 같은 식사 원칙을 지키도록 한다. 첫째, 하루 세 끼를 규칙적으로 먹는다. 둘째, 식이섬유를 매일 섭취하고 탄수화물 섭취량은 가급적 줄인다. 셋째, 콜레스테롤과 포화지방산을 줄이기 위해 양질의 지방을 섭취한다. 필요한 경우에는 비타민 보조제를 먹는 것도 괜찮다.

마지막으로 당뇨를 예방하고 치료하기 위해서 다음과 같은 것을 반드시 실천해야 한다.

첫째, 스트레스에 대처할 수 있어야 한다. 스트레스는 인체의 균형을 무너트린다. 인체는 균형이 무너지면 병에 쉽게 노출된다. 당뇨의 가장 큰 적은 스트레스로 스트레스를 받으면 간의 기운이 상승한다. 간의 기운이 강해지면 인슐린을 분비하는 비장의 기운을 소진시켜 면역력을 약화시켜 당뇨를 유발한다.

병의 치료에 있어서 가장 중요한 것은 긍정적인 사고이다. 필자가 임상에서 환자를 치료해보면 긍정적인 환자는 치료가 수월할 뿐더러 병의 회복도 빠르다. 하지만 부정적인 환자는 매사에 불평이 많다. 그런 환자는 결국 의사에 대한 신뢰를 잃게 되고 치료를 포기해 낭패를 본다.

둘째, 병은 생활습관에서 온다. 불규칙한 생활습관에서 벗어나면 자연히 병도 치유된다. 규칙적인 운동과 식이요법을 꾸준히 하는 것이 건강인을 만든다.

셋째, 우리 나라의 전통 음식인 김치는 항암효과가 있다고 해 세계가 주목하고 있다. 김치뿐만 아니라 된장, 잡곡밥 등 우리 전통 식단을 차려 먹으면 당뇨를 치료할 수 있다.

넷째, 매끼를 알맞게 먹는다. 간혹 혈당이 높아지면 끼니를 거르는 환자가 있다. 당뇨 환자가 아닌 경우에는 한 끼쯤 밥을 굶어도 간에서 혈당을 조절한다. 하지만 당뇨 환자는 끼니를 거르면 저혈당을 가져올 수가 있다. 따라서 절대 혈당이 높아졌다고 해 밥을 거르는 일이 없도록 한다.

다섯째, 금연을 실천하도록 한다. 물론 흡연이 혈당을 올리는 것은 아니다. 하지만 당뇨병 환자의 경우 다른 합병증을 유발할 수 있다. 당뇨병 환자의 흡연이 특히 위험한 것은 말초혈관의 장애를 가져오기 때문이다. 그렇게 되면 수족이 저리는 증상이 생긴다. 또한 동맥경화를 가져와 뇌졸중이나 협심증, 심근경색 같은 질환에 노출될 확률이 높다.

6 당뇨병 환자의 발 관리 요령

당뇨병 치료의 1차 목표는 합병증 예방에 있다. 혹자는 당뇨를 문둥병이라고 한다. 합병증으로 인체 조직이 손상이 되면 발가락부터 시작해 무릎 부위까지 썩는 증상 때문이다. 발바닥이나 발뒤꿈치 혹은 발톱 부근에서부터 멍이 든 것처럼 변색이 되면서 썩기 시작하는데 이는 말초 모세혈관에 심각한 장애가 온 것이다.

뚜렷한 증상은 족부가 곪아 썩어가는 괴저와 발톱이 누렇게 썩으면서 빠지거나 뒤틀리는 것, 발바닥이 바늘로 찌르는 듯 아픈 것, 발에 열이 나거나 아니면 아주 냉한 것이다.

말초 모세혈관의 혈액순환이 악화되기 시작하면 특히 발을 많이 사용한 날은 통증 때문에 잠을 잘 수가 없다. 뜨거운 불에 덴 것처럼 화끈거리면서 쑤시는 통증이 온다. 다음 날은 발을 들 수도 없는 상황이 되기도 한다. 심하면 괴사 증상이 나타나 시커멓게 변색이 되고 곪아가면서 썩게 된다. 환자는 속수무책으로 살이 썩는 상태를 바라볼 수밖에 없다.

괴저는 혈당 조절에 실패하거나 혈액순환이 원활하지 않을 때 발생한다. 궤양 증상이 나타나면 뼈까지 감염을 일으키게 돼 발가락이나 발목, 또는 다리를 절단하는 비극을 부른다.

당뇨병 환자가 발목을 절단하는 비극을 면하려면 발 관리를 철저히 해야 한다. 잘못해서 상처나 염증이 생기면 세균에 감염되기가 쉽다. 가벼운 상처를 방치했다가는 합병증을 유발해 발의 일부나 발목 전체를 절단해야 한다. 합병증이 생기면 감각이 둔해지기 때문에 상처나 화상을 입어도 전혀 눈치 채지 못하는 경우가 많다. 그 때문에 당뇨병 환자는 발 점검에 각별한 주의를 기울여야 한다.

당뇨병 환자의 발 관리하기

1. 매일 저녁 발을 깨끗이 씻는다.

당뇨 환자의 발은 유리그릇처럼 조심스럽게 다뤄야 한다. 발을 씻을 때는 미지근한 물에 순한 비누로 거품을 내 살살 닦는다. 발을 오 랫동안 물에 담그고 있는 것은 좋지 않다. 피부가 습해져 세균에 감염되기가 쉽기 때문이다. 또 상처가 생기지 않게 하는 데 상처와 비위생적인 상태는 세균감염의 첫째 조건이기 때문이다. 발을 씻은 후 잘 말리는 것도 중요하다. 물기가 남아 있으면 세균과 곰팡이에 감염될 수 있으므로 발가락 사이를 잘 말려준다. 말린 후에는 오일이나 보습제

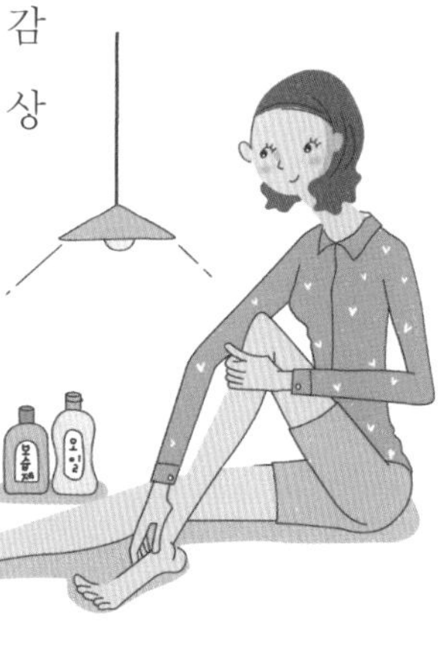

를 발라주고 혈액순환을 위해 마사지를 해주는 것도 좋다.

2. 매일 저녁 발을 꼼꼼히 살핀다. 환한 불빛 아래서 보는 것이 좋다.

당뇨병 환자는 매일 일정한 시간을 정해놓고 발을 관리하도록 한다. 발바닥과 발가락 사이, 발뒤꿈치까지 자세하게 살핀다. 염증이 생겼는지 부어오르지는 않았는지 살핀다. 발가락의 모양이 변형되지는 않았는지 피부색이 변하지 않았는지도 관찰한다. 시력이 약한 경우에는 가족이 관리해주는 것이 중요하다.

3. 감각이 둔해진 환자는 가족이 발톱을 잘라준다.

당뇨병 환자는 일주일에 3번 정도 발에 보습제를 발라주고 면양말을 신고 자는 것도 좋다. 발이 건조해져 트는 것을 예방하기 위해서이다. 특히 발톱을 자를 때는 일자로 자르고 절대 모서리를 깊이 자르는 일이 없도록 주의해야 한다. 발의 감각이 둔해진 환자는 혼자 자르지 않는 것이 좋다.

4. 굳은살이나 티눈이 생기지 않도록 조심한다.

티눈이나 굳은살이 생겼을 때 면도날로 잘라내면 상처를 낼 수 있으므로 피하는 것이 좋다. 이 경우에도 발을 씻고 수건으로 잘 말린 뒤 보습제를 발라준다. 티눈제거제나 티눈반창고 등은 붙이지 않는다. 물집은 절대 터트리지 말고 거즈로 덮어 준다. 발 궤양으로 발전할 수 있기 때문이다.

5. 당뇨병 환자의 신발

당뇨병 환자는 감각이 마비돼 상처를 입어도 잘 느끼지 못한다. 따라서 맨발로 다니지 않도록 한다. 슬리퍼나 샌들, 끝이 뾰족한 신발은 피하도록 한다. 특히 슬리퍼는 잘못해 미끄러지면 상처를 만들 수가 있으므로 피하도록 한다. 신발을 신을 때는 반드시 신발 속에 이물질이 들어있는지 살펴야 하고 발이 옥죄지 않도록 신발끈을 느슨하게 매준다.

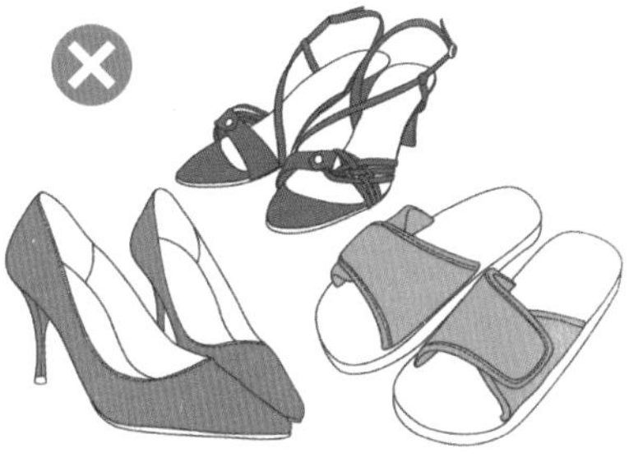

6. 당뇨병 환자의 양말

부드러운 면양말이 가장 좋다. 걸을 때 발바닥에 충격을 덜 주기 위해 발바닥 쪽이 두툼한 양말을 신도록 한다. 특히 발목 쪽에 고무줄이 있는 양말은 피한다. 발목이 조여 혈액순환에 지장을 줄 수가 있기 때문이다.

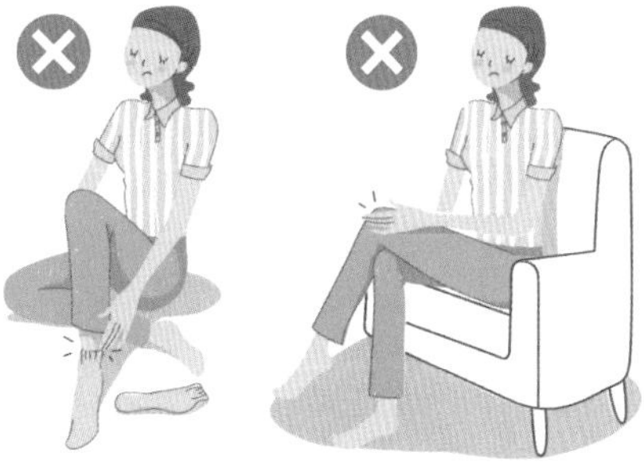

7. 올바른 자세로 앉는다

사무실에서 장시간 앉아 있는 경우 다리를 꼬고 앉지 않도록 한다. 혈액순환에 지장을 줄 염려가 있기 때문이다. 만약 50분간 앉아 있으면 10분간은 다리를 움직여서 편하게 해준다.

8. 발을 압박하는 운동은 좋지 않다.

당뇨병 환자는 헬스클럽을 이용할 때 발을 압박하는 기구를 피하는 것이 좋다. 또한 장시간 자전거를 타거나 인라인 스케이트를 타는 것도 좋지 않다. 발에 압박을 주기 때문에 감염을 일으키는 원인이 될 수 있다.

치료사례
06

삶의 질을 끌어올리는 치료, 발효 한약이 답이다

2013년 봄의 일이다. 빨간 빛의 귀여운 모자를 쓴 자그마한 할머니가 한방병원을 찾아오셨다. 필자를 만난 할머니는 다짜고짜 보약 한 재만 지어 달라고 간절히 부탁했다.

"원장님, 여기가 용하다고 해서 찾아왔어요. 제가 기운이 하나도 없어서 잘 걷지도 못합니다. 춘천에서 여기까지 오는데 버스나 지하철을 못 타서 택시를 대절해서 왔어요. 제 몸에 맞는 보약을 좀 지어주세요."

무조건 보약을 지어 달라는 할머니께 정황을 자세히 여쭈었다.

"할머니, 어디가 아프신지 정확하게 말씀을 해주셔야지요. 보약을 함부로 쓰는 게 아니에요. 몸이 어디가 안 좋은지 알고 그에 맞는 약을 처방해야 합니다. 무조건 보약만 먹는다고 다 좋은 게 아니에요."

그제야 할머니는 전후 사정을 털어놓았다.

"작년 겨울에 갑자기 쓰러져서 병원에 갔더니 빈혈기가 너무 심하대요. 그래서 수혈을 받았는데 수혈을 받고 나니까 더 피곤해요. 수혈을 받았는데도 자꾸만 쓰러지니까 보약이라도 먹으면 좀 나을까 하고요."

그동안 할머니는 거리에서 쓰러질까봐 외출도 제대로 하지 못했다. 집 근처 슈퍼나 시장에 가면서도 몇 번씩이나 길바닥에 앉아 쉬어야 했다. 그리고 간혹 시장 상인들이 할머니를 거렁뱅이 보듯 곱지 않은 눈길로 대하는 것 같았다는 것이다.

"이제는 아예 외출하기가 두려워요. 그리고 수혈을 받으면 좋아진다고 하는데도 자꾸 쓰러지니 수혈 받으면 뭐해요? 병원에서는 무작정 수혈만을 권하니 이젠 그것도 못 믿겠어요. 그래서 보약이나 지어 먹으려고 한 거지요." 김순정 할머니(가명, 여, 78세)는 오랫동안 여경에 투신하다 퇴직한 독신 여성이었다. 할머니의 취미는 오로지 그림 그리기와 책 읽기라고 했다. 그런 할머니의 모습은 마치 소녀 같이 순수해 보였다.

"할머니, 어디 다른 병은 없으시고요?"

그제야 할머니는 머뭇머뭇하며 털어놓았다.

"사실은 제가 당뇨를 오래 앓아왔어요. 젊을 때부터 지금까지 앓는 병이니 그러려니 하고 당뇨약만 먹고 있지요."

춘천에서부터 택시를 타고 온 것이 무리였는지 할머니는 말을 제대로 잇지도 못할 정도로 기운이 없는 상태였다. 필자는 할머니에게 차근차근 납득이 가도록 설명했다.

"할머니, 이 상태에서 보약은 무리입니다. 그리고 왜 당뇨가 치료가 안 된다고 생각하세요? 빈혈도 다 당뇨 때문에 몸이 나빠져서 생긴 것입니다."

할머니가 해맑은 얼굴로 필자를 쳐다보았다.

"당뇨는 평생 가지고 가는 병이라는데 치료가 된다고요?"

"제 말을 믿으세요. 치료됩니다. 발효 한약으로 당뇨로 찌든 몸을 청소부터 하고 보약을 드시는 것이 좋습니다."

필자의 설명에 할머니는 그깟 발효 한약이 무슨 소용이 있겠냐며 손을 휘휘 내저었다.

필자는 일단 한번 드셔보시라고 하면서 효소식을 발효차에 타 한잔 드렸다.

"아이고, 내 원장님 성의를 봐서 먹어볼게요."

효소식을 먹고 서울의 친척집으로 귀가한 할머니는 바로 다음날 다시 내원했다.

"원장님, 어제 효소식을 먹어서 그런지 발걸음에 힘이 생기고 몸에 활기가 도는 것 같아요. 그래서 혹시나 해서 다시 왔어요."

할머니의 얼굴에 생기가 돌자 한결 더 소녀 같은 모습이었다.

"원장님, 나 그거 한 봉지만 더 주면 안 될까요? 내가 한번 먹어보고 싶어서 그래요. 내 기분 탓인지 아니면 정말 효과가 있는지 말이에요."

필자는 다시 효소식을 차에 타서 드렸다. 그리고 발효 한약의 효과에 대해서도 자세히 설명을 드렸다.

"발효 한약이 당장 비정상적인 몸을 좋아지게 할 수는 없지만 피를 맑게 하고 뼈에 기운을 불어넣으니 계속 드시면 몸이 상당히 좋아집니다. 절대 쓰러지는 일은 없게 되지요. 혼자서 어디든 마음대로 다니실 수 있으실 겁니다."

이미 수혈에 부정적인 인상을 받은 할머니는 병원과 의료진에 대한 불신으로 필자가 발효 한약을 권했을 때 의혹을 느끼고 선뜻 응하지 못했던 것이다.

다음날 할머니는 다시 내원해 효소식을 부쳐 달라고 하면서 춘천 집으로 내려가셨다. 필자는 할머니께 발효 한약 복용법을 알려드리고 일주일에 한 번 정도 내원해 침 치료를 받을 것을 권했다.

효소식을 한 지 5일 만에 호전반응이 할머니의 팔로 왔다. 8가지 발효 한약이 동시에 몸에 들어가 탁해진 피와 망가진 장기를 청소하기 시작하면서 나타난 통증이었다.

"원장님, 팔이 어찌나 쑤시고 아픈지 말도 못해요. 붓조차 들 수가 없어요."

전화로 고통을 호소하는 할머니를 필자는 위로하고 격려했다.

"참으셔야 해요. 할머니, 참고 견디세요. 몸이 좋아지고 있는 증거입니다. 몸에서 나쁜 사기가 빠지느라고 그래요."

할머니의 고통에 필자도 무척 가슴이 아팠다. 그리고 열흘이 지나면서 그토록 할머니를 괴롭히던 통증이 사라지고 평안이 찾아왔다.

"원장님, 이제 괜찮아요. 지금 그림 그리고 있어요. 그림이 다 되면 원장님께 선물할

게요."

필자에게 선물할 그림을 그린다는 할머니의 음성은 티 없이 맑았다.

할머니는 두 달 정도 효소식을 한 후 혼자 시장도 보고 산책을 할 정도로 기운을 되찾았다. 더 이상 길에서 쓰러지는 일도 없었다. 춘천에서 한방병원에 올 때도 더 이상 택시를 타지 않고 등에 배낭을 메고 지하철로 내원했다.

3개월이 지나 내원한 할머니는 내일 여고 동창들과 만나기로 약속했다면서 들떠 있었다.

"원장님, 제가요. 지하철에서 쓰러지면 어떡하나 하는 걱정 때문에 그동안 여고 동창들이 만나자고 해도 못 만났어요. 내일 덕수궁에서 만나기로 했는데 너무너무 좋아요. 호호호."

할머니가 밝게 웃는 모습에 필자의 마음도 기쁨으로 한없이 차올랐다.

"할머니가 웃으시는 모습을 뵈니 저도 참 좋습니다."

"제가 지하철을 타고 혼자서 병원에 올 수 있는 것만도 하느님께 감사하는데 자꾸 더 큰 욕심을 가지게 되요. 호호호. 죽기 전에 친구들하고 여고 시절로 돌아가 실컷 수다 떨면서 이곳저곳 돌아다녀보는 게 소원이었는데 이제 그 소원이 이루어지게 되었어요. 이렇게 좋을 수가 없어요. 이게 다 원장님 덕분이에요. 호호호."

발효 한약을 이용한 청혈해독요법은 당뇨뿐만이 아니라 각종 만성질환과 기력 회복에도 좋은 효과를 발휘한다. 양질의 에너지를 공급하고 노폐물을 배출함으로써 건강을 되찾게 해 삶의 질을 높여주기 때문이다.

이렇게 한의 치료는 어느 한 군데 경계가 없이, 그리고 부작용 없이 우리 몸 모든 부분을 살피고 되살려 새 삶을 살게 하는 치료 요법이다.

긍정적인 마음을 가져라

당뇨와 관련해 가장 유명한 격언은 '당뇨는 완치할 수 없다. 그러나 조절할 수 있다'는 말이다. 당뇨 판정을 받으면 대부분의 환자들이 당뇨라는 것을 부정하고 싶어 하는 것도 그 때문이다. 환자들 대부분은 당뇨 진단을 받은 초기에 병을 부정하면서 시간을 보낸다. 합병증이 올 때까지는 별다른 자각증상이 없기 때문이기도 하다.

《동의보감》에 기록되어 있는 '그 질병을 치료코자 하면 먼저 그 마음을 다스려라(慾治其疾 先治其心)'는 표현은 병의 치료에 있어서 가장 먼저 고쳐야 할 것이 마음자세임을 언급하는 대목이다.

남시진 씨는 결혼한 지 7년 째 되던 년 초 병원에서 위암 말기라는 진단을 받았다. 그는 위의 대부분을 절제하는 수술을 했다. 그 후의 항암 치료는 수술 때의 고통보다 훨씬 심했다. 머리카락이 하나도 남김없이 빠졌고 구역질 때문에 아무것도 먹지 못했다. 몸무게가 10kg이나 줄어들자 다섯 살짜리 딸이 아빠가 귀신 같다면서 곁에 오지 않았다.

남시진 씨는 철없는 딸의 말인 줄 알면서도 큰 충격을 받았다. 곁에서 묵묵히 병 수발을 하는 아내의 얼굴을 바라보았다. 아내의 얼굴은 파리했고 아무 표정도 없었다. 어쩌면 아내 역시 내색은 하지 않지만 딸의 마음과 같을지도 모른다는 생각이 들었다. 그는 가슴이 울컥해져 차라리 자기가 죽는 것이 당신과 딸을 위해 좋겠다고 아내에게 토로했다. 순간 그의 앞에서 한 번도 눈물을 보이지 않던 아내가 펑펑 울기 시작했다.

"당신이 이런 상태로라도 살아있어주어서 얼마나 고마운데요."

아내의 말에 그는 희망을 느꼈다. 그리고 어떻게든 병에서 떨치고 일어나야겠다고 결심했다. 그날부터 그는 걷기를 시작했고 몸이 회복되면서 마라톤에 매달렸다. 그 뿐 아니라 매일 상일동의 집에서 직장이 있는 송파구까지 걸어서 출퇴근을 했다. 회사에 가면 엘리베이터를 타지 않고 사무실이 있는 층까지 계단을 이용했다.

그가 병을 앓고 나서 눈에 띄게 달라진 것은 운동을 시작했다는 것과 '마음자세'를 바꾼 것이다. 한 마디로 그는 '나를 바꾸어야 산다'는 철학을 적극적으로 실천했다. 그는 내성적 성격으로 전에는 '화'를 풀지 못하고 속에 쌓아두었다. 담배는 아내가 첫 임신을 했을 때 끊었고 술은 전혀 못하는 체질이었다. 그는 자신이 암에 걸린 이유가 화(火) 즉, 스트레스 때문일 것이라고 말했다. 그는 직장에서 동료들과 원만하게 지내지 못했고 형제들과도 사이가 좋지 않았다.

남시진 씨는 이렇게 말했다.

"직장에서도 동료들은 잔꾀를 부리는데도 승진하고 나만 혼자 죽어라 일한다고 생각했어요. 형이 사업을 하다 망하는 바람에 시골에 있는 아버지 땅을 팔아 가져갔어요. 이제는 불평불만하기보다는 일단 내 문제부터 생각하고 해결 방법을 찾으니까 일이 잘 풀립니다.

그는 지금 직장에서도 승진하고 둘째 아이도 낳았다. 첫애가 딸이라 아들을 바랐는데 뜻대로 됐다고 매우 좋아했다.

"저는 지금 제 삶에서 가장 행복한 시간을 보내고 있습니다. 수술실에 들어갈 때는 이대로 죽을 수도 있겠구나 생각했지요. 그때 생각했습니다. 새 삶을 주면 봉사하면서 살겠다고 말입니다. 선물로 받은 삶을 남들에게 돌려주고 싶습니다."

어떤 일이 잘못되었을 때 우리는 그 일이 잘못되기 전 상태로 되돌리고 싶어 한다. 흐르는 강물에 두 번 발을 담글 수 없다는 말처럼 지난 시간을 후회하기보다는 지금 무엇을 할 수 있는가를 생각함이 더 중요하다.

병은 환자가 스스로 고친다

대장암 3기에 걸린 어느 의사의 말이다.

"항암제로 머리카락이 다 빠지고 하루 종일 토하는 신세가 되자 그 전에 내가 환자들에게 했던 태도가 그들에겐 얼마나 냉정한 것이었는지 깨달았습니다. 침대가 꺼지는 것 같은 죽음의 공포 앞에서 치료율이 몇 퍼센트고 부작용이 어떻고 하는 의사의 말은 아무 의미가 없죠. 암 환자에게 필요한 것은 '삶에 대한 희망'이라는 것을 뼈저리게 느꼈습니다."

그가 말하는 암 투병법은 '전세집' 이론이다.

"건강하게 살았던 사람도 죽고 나서 부검해 보면 몸속에서 암세포 덩

어리가 제법 나옵니다. 암세포는 우리 몸에 항상 있는 것이지요. 그러니 우리 몸 일부를 암세포에 전세 주었다고 생각하고 암세포가 말썽만 부리지 않게 하면 됩니다."

암을 관리하면서 살아간다는 전략이다. 당뇨병 환자들에게도 유익한 말이라 여겨 소개해본다.

첫째, 나을 수 있다는 희망을 가져라.

둘째, 혼자 있지 말고 적극적으로 사회생활을 하라.

셋째, 종교를 가져라.

넷째, 주치의와 항상 상의해라.

다섯째, 한번에 치료할 욕심을 부리지 말고 암을 평생 관리하라.

엄밀하게 말하자면 병은 의사가 고치는 것이 아니다. 의사는 단지 조력자일 뿐이다. 가장 중요한 것은 질병에서 벗어나겠다는 환자 본인의 의지와 꾸준한 자기관리이다. 여기에 덧붙여 당뇨병 환자에게 가장 중요한 것은 가족의 지속적인 관심이다.

일반적으로 환자는 처음 당뇨병 진단을 받으면 매우 충격을 받는다. 마치 암 선고를 받기라도 한 것처럼 절망하기도 한다. 가족은 환자의 이런 심정을 이해해야 한다. 그리고 환자가 식이요법이나 운동에 몰입하면 격려해야 한다.

환자는 지푸라기라도 잡고 싶은 심정이다. 이때 가족의 비난과 무관심은 자신의 처지를 더욱 비관하게 한다. '당신 때문에 음식이 싱거워서 먹지 못하겠다'라는 사소한 말도 환자에게는 큰 상처가 될 수 있다는 것을 명심하고 삼가야 하는 것이다. 당뇨병은 한번 발생하면 평생 진행되는 만성질환이다. 그래서 가족은 그 누구보다도 든든한 후원자가 되어야 한다. 어떤 가족은 환자의 치료에 너무 무관심해서 환자 혼자 병원에 다니며 외롭게 지내기도 한다. 이는 무척 좋지 않다. 환자는 단순히 당뇨를 앓고 있는 것이 아니라 마음에도 상처를 받았고 외로운 상태라서 가족들의 용기와 배려가 필요하다는 것을 알아야 한다.

또한 환자의 상태를 관심 있게 주시해야 한다. 환자 본인은 자신의 상태를 객관적으로 알 수 없다. 또한 긴급한 상황에서의 대처법을 알아둘 필요가 있다. 환자에게 혼자 맡기지 말고 식이요법, 운동요법에 적극적으로 동참하는 것은 큰 효과가 있다.

가족의 협력과 지원보다 더 좋은 처방은 없다. 모든 질병이 그렇지만 특히 당뇨병은 가족의 관심이 없이는 매우 관리하기가 힘든 병이다. 필자가 치료한 한 환자의 아내는 남편의 당뇨 관리를 지극정성으로 한 덕분에 빠른 시일에 병을 고쳤다. 당뇨는 치료도 중요하지만 식이요법과 운동이 관건이다.

그녀는 남편이 당뇨진단을 받자 매일 아침 출근하는 남편의 손에 도시락을 안겨주었다. 회식이 있는 날에도 도시락을 싸서 남편의 회식자리로 배달하는 정성을 보였다. 그 과정에서 그 환자와 아내는 새로운 사랑이 싹텄다고 한다.

환자는 침을 맞으러 와서 필자에게 털어놓았다.

“우리 부부는 병을 통해 서로의 소중함을 깨달았습니다. 건강할 때 집사람에게 잘해주지 못한 것이 후회가 됩니다. 진작 이렇게 서로 사랑하며 살지 못한 것이 후회가 됩니다.”

당뇨는 잘만 관리하면 당뇨병에 걸리지 않은 일반인보다 오히려 더 장수할 수도 있다. 어떤 환자는 당뇨 판정을 받았지만 절대 좌절하지 않고 자연스럽게 당뇨를 받아들였다. 그리고 과감하게 타고 다니던 승용차를 처분하고 버스와 지하철을 이용하며 당뇨를 평생 친구로 받아들였다. 그러자 합병증 없이 건강한 삶을 살아가고 있다. 당뇨 환자들 모두가, 당뇨를 친구처럼 받아들이고 조절한다면 병에 걸리지 않은 사람보다 더 건강하게 삶을 누릴 수 있는 것이다.

의성이 될 때까지 더욱더 낮은 자세로

화타는 중국 역사상 최고의 의사로 신의(神醫)라고까지 불린다. 화타의 일화 한 가지를 소개해본다.

어느 날 화타가 약초를 채집하러 다니다가 제자와 함께 주막집에 머물게 되었다. 마침 그 날은 중국의 명절인 중양절이었다.

한 무리의 청년들이 주막집에서 게 먹기 내기를 하고 있었다. 화타는 그들을 조용히 타일렀다.

"게는 찬 음식이다. 너무 많이 먹으면 탈이 날 수도 있으니 자네들 조심 하게나."

흥에 취한 청년들은 화타를 흘깃 보면서 괜한 참견 말라고 쏘아붙였다.

"노인장, 우리는 바윗덩이도 씹을 수 있는 나이요. 괜한 걱정 마시고 술이나 드십시오."

청년들은 밤새도록 흥청망청대면서 술과 함께 게를 먹었다. 청년들이 먹은 게의 껍데기가 주막집 마루에 가득 쌓였다.

화타가 주막집에서 나오려고 하는데 갑자기 청년 중 한 명이 배를 움켜쥐고 뒤곁으로 돌아갔다. 잠시 후 다른 청년들도 하나 둘씩 배를 잡고 변소 쪽으로 몰려갔다.

변소에서 나온 청년들은 한결같이 주막집 마루에 나뒹굴었다. 청년들이 지르는 비명소리가 방에서 자고 있던 사람들도 모두 깨웠다. 멀리 있는 의원을 데리러 갈 형편도 아니었다. 화타는 마루에 뒹굴고 있는 청년에게 다가가 배를 만져보았다.

청년은 게를 먹지 말라고 충고하던 화타를 보자 살려달라고 애원했다.

"어르신, 제발 살려주십시오. 꼭 죽을 것처럼 아픕니다."

다른 청년들도 눈물로 살려달라고 애원했다.

화타는 주막집 주인에게 횃불을 준비하게 해 제자와 함께 들로 나섰다. 그리고 제자에게 한 식물을 채취하라고 지시했다. 화타와 제자는 빠른 손놀림으로 식물을 채취해 주막집으로 돌아왔다. 화타는 그 식물을 큰 가마솥의 끓는 물에 우려내 청년들에게 마시게 했다. 얼마 지나지 않아 청년들의 복통이 멎었다.

화타는 그 식물의 이름을 자서(紫舒)라고 지었다. 이는 그 식물의 빛깔이 보라색에서 연유한 것이다. 즉, 보랏빛 풀을 먹으니 편하다는 뜻이다. 이 이름은 시간이 흐르면서 자소엽(紫蘇葉)이라고 불리게 되었다.

다음 날 제자가 화타에게 물었다.

"선생님, 이 풀이 게를 먹고 중독된 것을 고친다는 얘기가 어디에 적혀 있습니까?"

"강남 지방을 지날 때의 일이다. 약초를 캐고 있는데 수달이 큰 물고기를 잡아먹더구나. 다 먹고 나더니 물고기가 너무 컸는지 수달이 괴로워서 끙끙대더군. 가만히 지켜보자니 수달이 풀밭을 뒹굴더니 보랏빛 풀을 뜯

어먹는 게야. 얼마 후 수달은 풀밭에 입을 문지르더니 물 속으로 들어가 헤엄을 치더구나. 그때 그 풀이 물고기의 독을 풀어준다는 것을 알았지. 그 풀이 바로 자서이니라."

자서는 기침과 가래를 멎게 한다. 그리고 폐 기능을 튼튼하게 하고 장을 튼튼하게 하는 식물이다. 또한 갈증을 없애주는 효능이 있다. 우리 나라에서는 차조기라고 부른다. 한해살이풀로 밭에 심어 가꾸기도 한다.

환자는 좋은 의사를 만나는 것이 병을 고치는 지름길이다. 좋은 의사가 되기 위해서 가장 중요한 것은 마음자리를 닦는 일이다.

보리본무수 명경역비대 (菩提本無樹 明鏡亦非臺)
본래무일물 하처야진애 (本來無一物 何處惹塵埃)
보리는 본래 나무가 아니요 밝은 거울 또한 거울이 아니다
본래 한 물건도 없거늘 어디에 티끌이 묻을 것인가

이는 육조 혜능대사의 게송으로 깨달음의 존재인 인간의 몸을 보리수라고 하나 보리는 나무가 아니고, 마음 또한 밝은 거울이라 하나 또한 거울이 아니다, 라는 뜻이다. 마음은 본래 형체가 없거늘 어디에 때가 낄 것인가? 라는 뜻으로 허심(虛心), 공(空)을 강조한 것이다.

의사가 마음공부를 하지 않고서는 절대 환자의 병을 올곧게 들여다 볼 수 없다. 심의(心醫)가 되어야만 환자의 병을 제대로 알 수 있다. 침을 놓

을 때도 되도록이면 아프지 않도록 신경쓰고, 반드시 낫게 하고야 말겠다는 마음으로 온 정성과 노력을 기울여야 한다. 전날 술을 마셨거나 치료를 끝내고 참석할 회식자리를 생각하면 집중력이 떨어져 침 효과가 떨어진다. 한의사는 늘 공부하는 자세로 임상에 서야 한다. 평소 얼마만큼 자기를 닦았느냐에 따라 임상에서 환자가 하는 말을 온전히 알아들을 수 있다. 공부를 하지 않은 한의사는 환자가 호소하는 말 중 많은 부분을 흘리고 만다. 그런 의미에서 의사의 가장 큰 스승은 환자일 때가 많다. 때로 환자는 의학서적보다 더 훌륭한 스승이 될 때도 있다. 필자 역시 임상경험을 통해 환자에게 얻은 해답이 구구절절하다.

한명훈 씨(가명, 남, 54세)는 그런 의미에서 필자에게 평생 잊을 수 없는 환자일 것이다. 한명훈 씨는 지방에 거주하는 분으로 드물게 순박한 사람이어서 필자는 그분을 치료하는 동안 인간적 정을 느끼게 되었다. 그분이 처음 내원했을 당시에는 당뇨가 심해 인슐린을 60단위까지 쓰고 있었고 인슐린 펌프까지 차고 있는 실정이었다. 환자는 치료를 시작한지 5일 만에 인슐린 펌프를 떼었다. 두 달 가량 치료하면서 환자의 상태는 눈에 띠게 좋아졌다. 당뇨환도 처음의 20알에서 8알까지 줄어들었다.

그때까지는 모든 것이 참으로 좋았다. 환자를 치료하는 의사인 필자나 치료받는 환자나 모두 쾌속선을 타고 푸른 강을 달리는 듯한 즐거움에 빠졌다. 하지만 두 달 정도가 지나면서부터 환자의 상태는 더 이상 호전되지 않았다. 그런데도 불구하고 환자는 한번도 치료를 거르지 않고 꼬박꼬

박 지방에서 올라와 치료를 받았다. 치료를 하면서 환자에게 가장 고마웠던 것은 나에 대한 그의 믿음이었다. 그 믿음에 보답하기 위해 나는 환자의 치료에 전력을 기울였다. 무슨 수를 내서라도 그분의 병을 고쳐야한다고 다짐을 하게 되었다. 필자는 그 환자의 병을 고치기 위해 해보지 않은 것이 없었다. 사암침도 놓고 쑥뜸에 부항 등 모든 치료법을 다 써보았지만 환자의 상태는 더 이상 개선의 기미가 보이지 않았다. 심지어 필자는 그 환자를 치료하러 그분의 거주지까지 내려가기까지 했다.

그러던 어느 날 필자의 꿈속에 돌아가신 아버지가 나타나셨다. 아버지는 진료실의 침대에 누워 계셨다. 아버지는 갑작스럽게 돌아가셨기 때문에 필자는 늘 그것을 안타까워했었다. 꿈속에서 필자는 사력을 다해 아버지에게 침과 쑥뜸, 부항 치료를 해드리고 있었다. 그런데 어느 순간 침 치료를 받던 아버지가 한명훈 씨로 변하는 것이 아닌가. 지금도 그 날 밤의 꿈을 어떻게 옮겨야 할지 모르겠다. 하지만 아침에 눈을 떴을 때 그 꿈은 너무 생생해서 도저히 꿈처럼 여겨지지 않았다. 실제로 진료실에서 아버지를 치료해 드린 것 같은 느낌이었다.

불가에서는 옷자락만 스쳐도 인연이라고 한다. 한명훈 씨와 필자는 전생에 어떤 각별한 인연이었는지도 모른다. 당뇨병을 치료하는 '탕약'은 이러한 과정에서 조제된 것이다. 어쩌면 돌아가신 아버지는 당뇨 환자를 치료하느라 진땀을 흘리는 못난 자식을 위해 한명훈 씨의 몸을 빌려 잠시 현몽하신 것인지도 모른다.